rowohlt

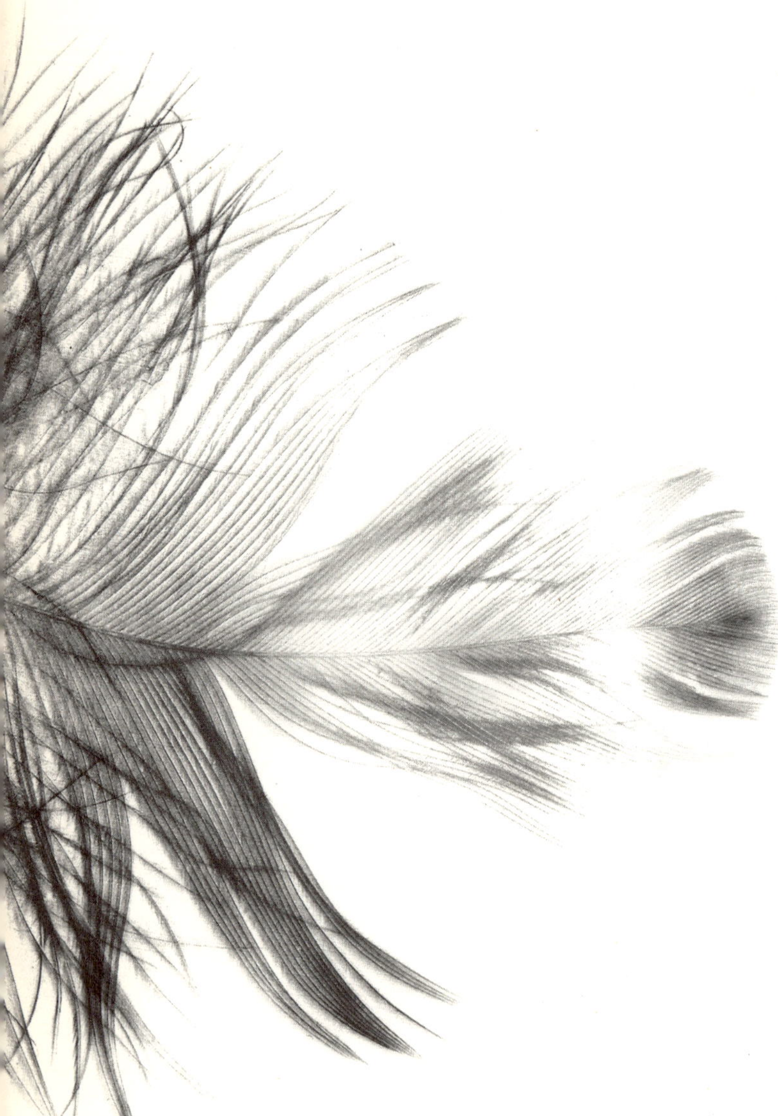

Birgit Schmitz

Der Schmerz ist die Krankheit

Wie ich lernte, mit meinen Kopfschmerzen zu leben

Rowohlt

1. Auflage Mai 2016

Umschlaggestaltung init | Kommunikationsdesign, Bad Oeynhausen
Umschlagabbildung plainpicture/Viviana Falcomer
Satz Newzald OTF (InDesign) bei
Pinkuin Satz und Datentechnik, Berlin
Druck und Bindung CPI books GmbH, Leck, Germany
ISBN 978 3 498 06085 5

Für Christoph – für alles

Für das Herz ist das Leben einfach: Es schlägt, solange es kann. Dann stoppt es.

Karl Ove Knausgård, Sterben

Das Gedächtnis glaubt, ehe das Wissen erinnert. Glaubt weiter in die Vergangenheit zurück, als es denkt, weiter zurück noch, als das Wissen fragt.

William Faulkner, Licht im August

Krankheit ist die Nachtseite des Lebens, eine eher lästige Staatsbürgerschaft. Jeder, der geboren wird, besitzt zwei Staatsbürgerschaften, eine im Reich der Gesunden und eine im Reich der Kranken. Und wenn wir alle es auch vorziehen, nur den guten Ruf zu benutzen, früher oder später ist doch jeder von uns gezwungen, wenigstens für eine Weile, sich als Bürger jenes anderen Ortes auszuweisen.

Susan Sontag, Krankheit als Metapher

Inhalt

Vorwort: Nicht bloß Kopfschmerzen

Dreizehn Grad und Regen, Mai in Portugal. Ich stand in einem Wetsuit im Meer auf einer Riffplatte, die Wellen schlugen unentwegt gegen die Felsen und gegen meinen Körper. Aber ich paddelte auf dem Surfbrett raus und versuchte, eine Welle zu erwischen. Während der nächsten vier Stunden fiel ich meistens, noch bevor ich auf dem Board stand, ins Wasser. Ich hatte diesen Surfkurs gebucht und war blutige Anfängerin. Erst am dritten Abend, als jeder Muskel weh tat und ich mich erschöpft zum Essen aufmachte, dachte ich daran, dass ich chronische Kopfschmerzpatientin bin. In den Wochen vor der Reise oder während der vorangegangenen Tage hatte ich nicht eine Sekunde überlegt, ob ein Surfkurs vielleicht nicht das Richtige sein könnte. Auch jetzt gab es keinen Grund, daran zu zweifeln. Das Einzige, was an diesem Tag nicht schmerzte, war mein Kopf.

Acht Jahre zuvor, als mir die Diagnose chronischer Spannungskopfschmerz gestellt wurde, hatte ich nicht mehr damit gerechnet, dass ich jemals wieder ein ganz normales Leben führen würde – wenn man davon ausgeht, dass ein Anfänger-Surfkurs mit über vierzig normal ist. Damals hatte ich mir allerdings auch nicht vorstellen können, dass ich über Jahre jeden Tag zwölf Stunden lang Kopfschmerzen haben würde. In dieser Zeit habe ich mehr als einmal alle Hoffnung auf Besserung fahren lassen. Gleichzeitig war ich aber immer bemüht, einen Ausweg zu finden. Es war ein bisschen wie beim Surfen – ich versuchte, den Kopfschmerzen beizukommen, fiel aber immer wieder ins Wasser. Irgendwann stand ich dann doch auf dem Board. Und auch jetzt kann mich eine Schmerzwelle umreißen, doch ich verzage nicht darüber, sondern paddele weiter.

Damals wie heute fragen mich die meisten Menschen, ob ich Migräne habe. Wenn ich dann sage: Spannungskopfschmerz mit neuropathischen Anteilen, erlahmt das Interesse. Zu gewöhnlich. Im Vergleich zu Spannungskopfschmerz gilt Migräne als die gewichtigere Erkrankung mit Aura und vielen prominenten Betroffenen wie Richard Wagner oder Salvador Dalí. Kaum ein Artikel über die «Volkskrankheit Kopfschmerz» kommt zudem ohne die Erwähnung von Cluster-Kopfschmerz aus, den sogenannten suicide headaches, Selbstmord-Kopfschmerzen, einer besonders rätselhaften, heimtückischen, äußerst seltenen Schmerzkrankheit. Dass hingegen ungefähr drei Millionen Deutsche unter chronischen Spannungskopfschmerzen leiden, wird lediglich der Vollständigkeit halber erwähnt. Sie gelten als nicht weiter erforschenswert und die wenigsten wissen, dass es sich dabei um eine ernstzunehmende, völlig eigenständige Krankheit handelt.

Nachdem ich krank geworden war, hatte ich begonnen, alle Artikel in Zeitungen und Magazinen zu sammeln, die ich über Kopfschmerzen finden konnte. Häufig wurden mir dort «Neue Wege aus dem Schmerz» versprochen. Nur wurden mir keine «neuen

Wege» aufgezeigt, sondern ich las wieder und wieder Varianten des bereits Bekannten. Ärgerlich war nicht, dass stets die vier Säulen der Schmerztherapie aufgezählt wurden – Medikamentenwahl, Entspannung, Ausdauersport und Psychotherapie –, sondern dass nichts erklärt wurde. Es schwirrten Begriffe durch die Texte: Triptane, Amitriptylin, Muskelrelaxion, Reizüberflutung, Schmerzgedächtnis, Gene – doch was sich dahinter verbirgt, erfuhr man nie so richtig. Bis heute schüttelt es mich zudem, wenn ich lese, dass der Schmerz ein Lehrmeister sei, der uns unsere Grenzen und Möglichkeiten aufzeige. Einen solchen Satz kann kein Schmerzpatient geschrieben haben. Oder vielleicht doch? Denn zum Schwierigsten gehört, den Schmerz als sinnlose Pein zu begreifen.

Allein um diese Hürde zu nehmen, habe ich lange gebraucht. Noch länger dauerte es, bis ich den richtigen Mix gefunden hatte, der mir half. Deshalb glaube ich, dass zu den vier schmerztherapeutischen Ansätzen ein fünfter kommen sollte: Geduld. Denn während man darauf wartet, dass irgendetwas hilft, was man gerade ausprobiert, machen sich die meisten Schmerzpatienten schon wieder auf die Suche nach etwas Neuem. So war es jedenfalls bei mir.

Auch wenn ich mir für dieses Buch viel Mühe gegeben habe, bin ich nichts weiter als jemand, der sich mit Bleistift und Textmarker durch die Fachliteratur über neuroplastische Veränderungen gekämpft und vermutlich nur die Hälfte kapiert hat. Doch im Laufe der Jahre lernte ich zumindest, dass Schmerz ein komplexes Krankheitsbild ist. Ich stieß auf Eric Kandel, der für seine Arbeit über Nervenfasern von Meeresschnecken den Nobelpreis für Medizin erhielt und unser Verständnis von Erinnerung und damit auch in Sachen Schmerzgedächtnis erweitert hat. Das war wissenschaftlich hochinteressant, aber im Alltag halfen mir die Meeresschnecken nur bedingt weiter. Da war es schon wichtiger,

Bescheid zu wissen, wie Schmerzmittel wirken. Überrascht stellte ich fest, dass das gar nicht so klar ist, wie man gemeinhin annimmt. Was auch erklärt, warum die eine Wunderpille, die aller Pein ein Ende setzt, noch nicht gefunden wurde.

Mich verwirrten die vielen Angebote aus der Alternativmedizin, ob Akupunktur, Reiki oder Cranio-Sacral. Und ohne seinen persönlichen Osteopathen kommt heute anscheinend niemand mehr zurecht. Der Vorschlag, einen ausgebildeten Schmerztherapeuten aufzusuchen, kam in der ganzen Zeit jedoch nie. Wenn ich heute Menschen höre, die seit 25 Jahren unter Migräne leiden, aber nie bei einem Kopfschmerzexperten waren, fürchte ich, dass bei unzähligen Betroffenen weiterhin und höchstwahrscheinlich komplett unnötig Kiefer geröntgt, Zähne gezogen, Wirbel eingerenkt und Nacken massiert werden.

Für alle, die Schmerzen haben, geht es immer darum, sie schnellstmöglich zu überwinden. Wir alle wollen den Zustand lindern, der so viele Folgen hat: Er bringt Leiden, ändert von Grund auf Alltag und Leben, isoliert Menschen, nimmt ihnen Mut. Ist er jedoch überwunden, sind wir erleichtert und glücklich – bevor wir wieder vergessen, dass wir überhaupt Schmerzen hatten. Aber wenn der Schmerz bleibt, sind wir hilflos.

Schmerz muss nicht chronisch werden. Damit er das seltener wird, ist vielleicht der wahre Grund, warum ich dieses Buch geschrieben habe. Aber ich wäre womöglich schon zufrieden, wenn Schmerz als Krankheit ernst genommen wird.

Und dürfte ich mir etwas wünschen, dann: dass der Schmerz nicht im Zusammenhang mit der eigenen Persönlichkeit gesehen wird. Er hat nichts damit zu tun, dass jemand zu ernst, zu verspannt, zu problembeladen oder sonst was ist. Gleichzeitig sollte man auch darüber sprechen, wie häufig Schmerz als Ausrede benutzt wird und wie die «Flucht in die Krankheit» Familien- und Freundeskreis belastet.

Ich hatte Glück, dass die Menschen um mich herum meinen Kopfschmerz als das verstanden haben, was er ist: Kopfschmerz. Und ich hatte das Glück, auf außergewöhnliche Ärzte zu treffen. Besonders viel verdanke ich meinem Neurologen, den ich in diesem Buch Doktor K. nennen werde. Er war es, der mich immer wieder dazu angehalten hat, nicht die Kopfschmerzen die Entscheidung fällen zu lassen. Er hat mir beigestanden: verlässlich, geduldig, seriös und professionell. Ohne ihn hätte ich den hier beschriebenen Weg nicht gehen können. Deshalb hoffe ich, dass dieses Buch auch eine Brücke schlägt zwischen Ärzten und Schmerzpatienten, weil es versucht zu zeigen, was im Kopf der Betroffenen vor sich geht und wie auch der Arzt daran verzweifeln kann. Vermutlich war das einzig Gute an meiner chronischen Erkrankung und den vielen Jahren, die ich mich damit beschäftigen musste, dass ich Zeit fand, mir die Krankheit Schmerz von allen erdenklichen Seiten anzuschauen, und damit das Buch schreiben konnte, das ich selbst gebraucht hätte.

Heute habe ich akzeptiert, dass es keine Gewissheit gibt, dass sich mein Körper jemals wieder auf einen schmerzfreien Zustand umprogrammieren lässt. Der Schmerz ist und bleibt meine Krankheit, obwohl ich ihn meistens nicht spüre. Manchmal drängt er sich in den Vordergrund, dann muss ich Schmerzmittel nehmen. Früher bin ich nie ohne Tabletten oder Tropfen aus dem Haus gegangen, überall hatte ich kleine Depots angelegt. Heute passiert es, dass ich in einer Handtasche ein paar Pillen finde, die ich entsorgen muss, weil sie abgelaufen sind.

Berlin, im Frühling 2016

Besser als erhofft

Wir fuhren raus aus der Stadt in einen Vorort, der als sozialer Brennpunkt gilt. Viel Beton, Hochhäuser, in die Jahre gekommene Zukunftsvision aus den Siebzigern. Nur jedes zweite Ladenlokal noch vermietet, ein Kiosk, eine Bäckerei, eine Billigdrogerie.

Vor einem der Hochhäuser an der Ausfallstraße parkten wir. Hier war die Adresse, der Eingang eines Wohnhauses. Die Fahrstuhltüren waren zerkratzt, die Knöpfe für die einzelnen Etagen klein und zerbeult, überall Spuren der Abnutzung. Wir fuhren in den sechsten Stock und traten in einen düsteren Flur. Wir wandten uns nach links. Hier war es. Hinter der Eingangstür erwartete uns nicht das helle, freundliche Ambiente einer modernen Arztpraxis, sondern ein Ensemble aus schweren dunklen Möbeln, die vermutlich der Vorgänger vor langer Zeit angeschafft hatte, kombiniert mit ein paar Aushilfsregalen. Einzig der Blick über den Empfangstresen hinweg war erfreulich: eine spektakuläre Aussicht über viele Kilometer und die gesamte Stadt.

Im Wartezimmer war es voll, obwohl es erst 7.30 Uhr war. Überall lagen Broschüren über Demenz und multiple Sklerose herum. Ich hatte C. gebeten, mich an diesem Morgen zu begleiten. Nicht dass sein Beistand dringend erforderlich gewesen wäre. Hier wartete keine niederschmetternde Diagnose auf mich. Doch auf mein eigenes Urteil über Ärzte gab ich inzwischen nicht mehr viel. In den vorangegangenen Monaten hatte ich mehr Ärzte gesehen als je zuvor in meinem Leben und mich gelegentlich in ihnen getäuscht. Ich hatte nicht immer gründlich überlegt, ob ich auch in guten Händen war. Die Erfahrungen mit den Ärzten waren gemischt gewesen. Von souverän bis unsicher, von bescheiden bis überheblich, von empathisch bis gleichgültig – es war alles dabei. Was den Grad der medizinischen Kompetenz anging, verließ ich mich auf mein Gefühl. Zu keinem der Ärzte recherchierte ich ausführlich. Hörensagen, Empfehlungen und letztlich Zufälle gingen den Begegnungen voraus. Manchmal lief es gut, manchmal nicht. Auch über Doktor K., in dessen Wartezimmer ich jetzt saß, wusste ich nicht viel. Eine Freundin war vor Jahren wegen Migräne bei ihm gewesen.

C. und ich wollten uns jedoch keinen weiteren Fehler erlauben. Dieses Mal sollte es der richtige Arzt sein. Den Termin hier hatte meine Hausärztin besorgt. Sonst hätte ich drei Monate warten müssen, und so viel Zeit blieb mir nicht. Mich selbst hatte man am Telefon vertröstet, doch meiner Hausärztin, einer Kollegin, konnte man den Wunsch nicht abschlagen, weshalb ein Termin noch vor den regulären Sprechzeiten eingeschoben wurde.

Bald war kein Platz mehr im Wartezimmer, und einige setzten sich auf Stühle im Empfangsbereich und Flur. Erst viel später sollte ich verstehen, warum es hier so voll war: Zum Neurologen geht fast niemand allein. Die meisten haben einen Angehörigen oder Pfleger dabei, weil sie sich nur noch eingeschränkt bewegen können (multiple Sklerose) oder weil sie schon bei der Ankunft am Empfang die Fahrt im Aufzug vergessen haben (Demenz). Hier im sozialen Brennpunkt saß zudem häufig noch eine dritte Person dabei. Jemand, der Deutsch sprach und zwischen Kranken, Begleitung und Arzt übersetzte.

Traurig machte diesen Ort jedoch etwas anderes als die Überfüllung. Bei Krankheiten wie Alzheimer, Demenz, MS oder Epilepsie geht es nur noch darum, ihren Verlauf zu verzögern, Medikamente mit viel Geduld einzustellen und zu entscheiden, wann es nötig ist, den Betroffenen in ein Heim zu geben, weil zu Hause die Gefahren für das eigene Leben und das der Familie zu groß geworden sind. Heilbar sind sie nicht. Und ich saß hier wegen Kopfschmerzen.

Mein erster Besuch in einer neurologischen Praxis lag zu diesem Zeitpunkt sieben Monate zurück. Mir war zuvor eine Fistel in der Hirnhaut verschlossen worden, und in der Klinik hatte man mir empfohlen, anschließend einen niedergelassenen Neurologen für die Nachbehandlung zu suchen. Weil die Praxis in der Nähe meiner Arbeit lag, war ich einfach dort hingegangen, hatte zwei Stunden gewartet und dem Arzt die Unterlagen überreicht. In der darauffolgenden Zeit verwaltete er vor allem meine Krankenhausaufenthalte. Wenn ich zu ihm ging, erklärte ich ihm in immer neuen Anläufen, dass ich Kopfschmerzen habe. Er führte das Problem auf die vorausgegangenen Behandlungen zurück und sprach von Umbauprozessen. Das klang logisch, war nachvollziehbar, und deshalb glaubte ich es. Doch heute weiß ich: Umgebaut hatte sich in meiner Hirnhaut gar nichts.

Die erste Empfehlung dieses Neurologen hatte zur Jahreszeit gepasst: «Essen Sie mehr Adventsplätzchen.» Spätestens Ostern war der Rat nicht mehr angemessen. Um eine neue Fistel auszuschließen, war ich also noch einmal ins Krankenhaus gegangen. Mit der Diagnose chronischer Kopfschmerz verließ ich es wieder und stand am nächsten Morgen mit einem weiteren Arztbrief in der Hand vor der Praxishelferin.

«Der Termin ist dann am 11. Juni», sagte sie und drückte mir zwei Musterpackungen des Medikaments in die Hand, das man mir in der Klinik verschrieben hatte. Ich notierte mir das Datum und die Uhrzeit. Das würde in knapp zwei Monaten sein. Aber hatten die Ärzte in der Klinik nicht davon geredet, dass das Medikament erst eingestellt werden müsse? Warum konnte ich den Neurologen nicht heute sprechen?

Ich betrachtete die Musterpackung: ein bisschen wie die Pröbchen, die Verkäuferinnen in Kosmetikabteilungen zu den Einkäufen stecken. Bei einem Arzt hatte ich noch nie Pröbchen bekommen. Da ich mich grundsätzlich vor allem Verdorbenen fürchte, wanderte mein Blick zum Verfallsdatum, das – wie ich sofort erkannte – in wenigen Monaten ablaufen würde. Das konnte nur bedeuten: Die Tabletten mussten schon lange unbeachtet im Medikamentenschrank gelegen haben.

Auf dem Weg nach Hause fühlte ich, wie langsam Enttäuschung in mir aufstieg. Sie speiste sich aus verschiedenen Formen von Erschöpfung: Ich war körperlich erledigt, weil ich im Krankenhaus wieder unzählige Untersuchungen über mich hatte ergehen lassen und weil mir das neue Medikament überhaupt nicht bekam. Darüber und über die neue Diagnose hätte ich gern mit dem Neurologen geredet. Aber ich war müde, immer wieder nachzufragen und darum zu bitten, dass man mir helfen möge. Zuwendung ist ein altmodisches Wort, umschreibt jedoch genau das, was ich mir am meisten wünschte. Jemanden, der sich mir zuwendet, dem meine Erkrankung nicht lästig war.

Damals kannte ich eine Zahl noch nicht, die die wachsende Entfremdung zwischen mir und den Ärzten erklärt hätte: 85 Prozent der Ärzte fühlen sich unwohl, wenn sie Patienten mit Schmerzen behandeln. Röntgenaufnahmen oder die Positronen-Emissions-Tomographie, sogenannte PET-Scans, zeigen selten eine klare Ursache. Nur was der Patient erzählt, enthält vielleicht einen Anhaltspunkt. Also muss sich der Arzt durch den Nebel persönlicher Geschichten kämpfen. Wobei jeder mit Schmerzen eine Tragödie erzählt und eine Menge emotionalen Ballast mitbringt. Das galt auch für mich. Darüber hinaus war ich davon überzeugt, dass es sich in meinem Fall um eine sehr seltene, vielleicht etwas unglücklich verlaufene Erkrankung handelte. Weshalb ich die ungeteilte Aufmerksamkeit der Ärzte einforderte – und gleichzeitig total verunsichert war. Ich konnte nur hoffen, dass Doktor K. in seiner Praxis im Hochhaus mit dem Blick über die Stadt es nicht weiter schlimm fand, dass eine erwachsene Frau, nicht auf den Mund gefallen und äußerlich nicht weiter gehandicapt, sich nur mit ihrem Freund zum Termin traute.

Als wir aufgerufen wurden, ging es in ein Büro mit einem Schreibtisch und zwei Stühlen, an der Wand entdeckte ich eine Kinderzeichnung, wie sie stolze Eltern aufhängen. Aus den Zeichnungen schloss ich, dass es sich bei den Flecken auf Doktor K.s dunkelblauem Pullover um Kinderbrei handeln musste. Er hat ungefähr mein Alter, vielleicht etwas über 40, dachte ich, während ich ihm einen Packen mit Röntgenaufnahmen, Arztbriefen und Krankenhausberichten überreichte. Doktor K. überflog alles, legte die Papiere beiseite und ließ mich noch einmal von vorne erzählen.

Erzählen fiel mir damals schwer. Die vielen Informationen aus den letzten Monaten waren nur noch ein wirres Knäuel. Immer wieder verhedderte ich mich in Nebensträngen. C. hätte das wesentlich besser hinbekommen, schließlich hatte er alles miterlebt. Doch ihn hätte ich niemals erzählen lassen können, wäre ihm vermutlich ständig ins Wort gefallen, hätte seine Aussagen richtigzustellen versucht, weil sie mir nicht hundertprozentig treffend erschienen. Es waren ja meine Schmerzen. Nur ich fühlte sie.

Bei der Nachuntersuchung im Krankenhaus hatte sich eine Schar von Neurologen um mich gekümmert. Sie schickten mich zu allen möglichen Tests. Schwere Grunderkrankungen und psychosomatische Probleme schlossen sie aus. Die Diagnose trafen sie danach einhellig und ohne jeden Zweifel: chronische Kopfschmerzen. Auf keinem der Bilder oder dem EEG hatte sich etwas offenbart, was die Schmerzen erklären konnte. Ihre Arbeit war damit getan, Prognosen über den weiteren Verlauf stellten sie nicht an. Auch bei Doktor K. würde es keine Untersuchung geben, die meine Schmerzen *nachwiesen,* wie man es bei chemischen Experimenten kennt. Mir blieben nur meine Worte. Das war wenig, ich empfand sie nie als ausreichend. «Es tut weh, mal rechts, mal links, mal ganz heftig, dann wieder einfach nur wie ein leichtes Ziehen», sagte ich, aber ich wusste nicht, was es zu bedeuten hatte.

Inzwischen hatte ich angefangen, mich vor negativen Reaktionen aller Art zu fürchten: in Frage stellen, nicht ernst nehmen, abwiegeln, nicht beachten oder gar zurückweisen. Eine Angst, die alle Schmerzpatienten kennen und die ich auch spürte, als sich Doktor K. während meiner Ausführungen Notizen machte. Was würde von all dem, was ich ihm erzählte, wirklich bei ihm ankommen?

Sich die Schmerzen eines anderen Menschen vorzustellen, ist nahezu unmöglich. Die Kulturwissenschaftlerin Elaine Scarry schreibt in ihrem Buch «Der Körper im Schmerz»: «Es ist leicht, den Schmerz des anderen zu übersehen, selbst wenn man sich nach Kräften bemüht, mögen Zweifel bleiben, ob er wirklich da ist, und es bleibt auch die verblüffende Freiheit, seine Existenz zu leugnen; wenn man ihn jedoch unter Aufbietung aller Aufmerksamkeit wahrnimmt, dann ist das, was man wahrnimmt, in seiner Unannehmlichkeit nur ein Schatten dessen, was der wirkliche Schmerz ist.» Ein Freund mit chronischen Schmerzen erzählte mir, dass er sich manchmal wünscht, den Schmerz nur für ein paar Sekunden im Menschen gegenüber anschalten zu können. Dann müsse man nicht nach Worten suchen oder das Gesicht verziehen, der andere würde es einfach spüren.

Es klingt paradox, aber ich zweifelte zu diesem Zeitpunkt selbst an der Existenz meines Schmerzes. Ich erduldete ihn, traute ihm aber nicht, stellte unentwegt Fragen: Warum ist er da? Was will er mir sagen? Worauf verweist er? Um nur einen Moment später selber zu denken, vielleicht bilde ich mir das alles nur ein. Auch das trug dazu bei, dass es mir schwerfiel, von meinen Schmerzen zu erzählen. Mir blieb nichts anderes übrig, als Doktor K. irgendwie die Fakten wiederzugeben, in der Hoffnung, er würde irgendein schlüssiges Muster finden.

Bevor er aber auf meine Ausführungen antwortete, schickte er mich erst einmal wieder zu ein paar neurologischen Untersuchungen. Alles dauerte, aber das machte nichts. Als wir zurück in seinem Zimmer waren, begann er, ruhig, ohne eine Spur von Eile mit mir zu reden. Nichts wurde verharmlost oder nicht ernstgenommen, er stellte die Schmerzen nicht in Frage. Doktor K. reagierte auch nicht negativ auf mich. Aber meine Nervosität verschwand nicht. Mich interessierten seine neurologischen Erklärungen, doch noch hatte ich eine wesentlich banalere Frage: Woher kommt der Schmerz? Es musste doch eine Beschädigung, Wunde oder Verletzung geben. Schmerzen signalisieren uns schließlich, dass irgendwo etwas nicht stimmt und wir diese Stelle finden und reparieren müssen. Also konnten meine Schmerzen nur ein Hinweis auf etwas sein, was noch nicht entdeckt worden war.

Erst versuchte ich, ihn mit vorsichtigen Nachfragen in diese Richtung zu drängen, dann platzte es schließlich aus mir heraus: «Was ist denn jetzt die Ursache?»

In diesem Moment musste Doktor K. verstanden haben, dass ich zwar meine Geschichte und die Diagnose wiedergeben konnte, aber weit davon entfernt war, meine Erkrankung zu begreifen. Er erklärte mir, es sei davon auszugehen, dass die Ursache mit Sicherheit in meiner Vorgeschichte liege. Doch das sei jetzt nicht mehr wichtig.

«Der Schmerz ist die Krankheit.»

Der Satz traf mich in seiner ganzen Wucht und fiel doch gleichzeitig ins Leere. Denn ich hatte kein Koordinatensystem, das mir bei der Einordnung half. Es gab keine Schublade, kein Wissen, keine Erfahrung, mit der ich den Satz abgleichen konnte. Was sollte es heißen, dass Schmerz selbst eine Krankheit ist? Doktor K. schlug die nächsten Behandlungsschritte vor. Wieder gelang es mir nicht, mich auf das Gesagte zu konzentrieren, jetzt wollte ich wissen, wie meine Chancen standen, wieder gesund zu werden. «Das kann ich nicht sagen», war seine Antwort, und ich schaute schnell zu meinen Füßen, damit er die Tränen in meinen Augen nicht bemerkte. Hatte er aber. «Es gibt nicht den einen Weg, und es wird dauern», fügte er hinzu und versuchte, mich mit einem zuversichtlichen Lächeln etwas aufzuheitern.

Bevor wir das Zimmer verließen, reichte er mir einen Zettel, auf dem er seine Handynummer notiert hatte.

«Die werden Sie brauchen. Sie können mich immer anrufen.»

Ich war etwas perplex. Noch nie hatte ein Arzt mir seine Handynummer gegeben, und ich konnte mir beim besten Willen nicht vorstellen, was für ein Notfall das sein sollte, der einen Anruf bei ihm rechtfertigte. Ich ahnte nicht, dass ich einmal am Küchentisch sitzen würde, vor mir alle Schmerzmittel aufgereiht, die mir zur

Verfügung standen, aber vor lauter Schmerzen nicht mehr wusste, was ich nehmen muss. Aber das war viel später.

Langsam schloss sich die Aufzugstür. Es ruckelte, als wir in die Tiefe fuhren. Sollte Doktor K. der Arzt sein, der mir helfen würde, diese vermaledeiten Kopfschmerzen in den Griff zu kriegen? Ich brauchte diese Frage nicht laut zu stellen. C. wusste, worum meine Gedanken kreisten. Als wir aus dem Auszug stiegen, war eines jedenfalls klar: Hier war es besser als erhofft. Ich umklammerte den Zettel mit der Handynummer.

Die andere Krankheit

Ein Montag Anfang Oktober 2006, abends um sieben, in der Notaufnahme einer Universitätsklinik. Nun könnte es eigentlich dramatisch oder zumindest aufregend und hektisch weitergehen. Aber es war trostlos und öde, ein Zwischenreich, in dem die Zeit angehalten worden war. Erst im nächsten Zimmer würde die Uhr weiterlaufen. Der Raum, in dem ich wartete, war kein Raum, sondern der Flur. Genügend Stühle gab es auch nicht. Das Licht war grell. Hier saß niemand, der mit Blaulicht vorgefahren worden war, es gab keine offenen Wunden, niemand schrie oder jammerte. Alle saßen oder standen unbeholfen rum, meist mit hängenden Schultern und leerem Gesichtsausdruck. Doch irgendetwas musste nicht in Ordnung sein, wenn man nicht bis zum nächsten Morgen warten konnte.

Seit Wochen hörte ich ein Rauschen in meinem Kopf, doch Hausarzt und HNO-Arzt hatten nichts gefunden. An diesem Tag war es lauter, intensiver irgendwie, nicht mehr nur vorübergehend. Es war da, im Rhythmus meines Herzschlags. Als ich den Hausarzt nachmittags am Telefon fragte, was denn jetzt zu tun sei, wiegelte er ab. Es sei wahrscheinlich Stress, und er könne mir höchstens ein Psychopharmakum verschreiben.

Ich hatte also noch ein paar Stunden im Büro vor dem Computer gesessen, mir Kopfhörer aufgesetzt und das Rauschen mit Musik übertönt. Eigenartig quälend war dieser Nachmittag. Nicht, weil es weh tat, sondern weil ich nicht wusste, was ich tun sollte. Die Sache in die Hand nehmen? Ruhe bewahren? Schließlich hielt ich schon seit fast sechs Wochen durch, was machten da ein paar Tage mehr. Doch dann ging alles wie von selbst.

Am nächsten Tag sollte ich auf eine längere Dienstreise fahren, zu Hause stand der gepackte Koffer. Ich ging davon aus, dass ich diese Reise antreten würde. Doch auf dem Weg nach Hause stoppte ich in der Notaufnahme. Eine weitere Abklärung konnte nicht schaden.

Als mich die Ärztin ins Zimmer rief, dachte ich nicht, dass sich danach alles ändern würde. Der Raum war klein, eher eine Abstellkammer als ein Untersuchungszimmer. Im Vorraum stapelten sich Kartons, Regale standen kreuz und quer und ließen nur einen schmalen Durchgang. Ich setzte mich auf die Behandlungsliege und begann, meine Symptome zu schildern. Die Ärztin sagte nur: «Da sind Sie hier falsch. Vielleicht versuchen Sie es bei den Kollegen in der Hals-Nasen-Ohren-Klinik.»

Sie trug diese praktischen, bequemen Arztschuhe, einen weißen Kittel und versuchte sich zu konzentrieren, auch wenn es wohl schon ein langer Tag gewesen war. Weil dies eine Notaufnahme war, musste sie schnelle Entscheidungen treffen. Für eine Patientin, die offensichtlich nicht akut gefährdet war, gab es hier keinen Platz.

Sollte ich immer weitergeschickt werden? Vielleicht an diesem Abend noch von einem Gebäude ins nächste laufen? Einfach aufgeben und nach Hause gehen? Weil mir die Zeit zum Nachdenken fehlte, machte mein Körper die Arbeit. Ich begann zu weinen. Augenblicklich und einfach so. Bis heute frage ich mich, ob das Weinen die Ärztin umgestimmt hat oder dass ich ständig wiederholte, ich würde mir das Rauschen nicht einbilden, ich sei mir hundertprozentig sicher. Es muss irre geklungen haben, aber sie schickte mich nicht fort.

Was dann geschah, war so unspektakulär, dass es der ganzen modernen Medizin spottet. Keine Kernspins oder MRTs, keine Herzmassage, kein Aufschneiden, keine Drainagen oder Spritzen. Die Ärztin nahm ihr Stethoskop, hielt es an die von mir beschriebene Stelle am rechten Hinterkopf und sagte schließlich: «Ich kann es auch hören.»

Da war es. «Ich kann es auch hören.» Im Lotto gewinnen kann nicht schöner sein. Mir war gerade bestätigt worden, nicht verrückt zu sein. Da war tatsächlich etwas.

Die Ärztin blätterte in einem kleinen weiß-blau gestreiften Taschenbuch, suchte offenbar nach etwas und las einige Minuten, bevor sie sagte: «Ich glaube, das ist eine Fistel. So was hatte ich noch nicht, ich rufe jetzt mal lieber den Oberarzt an.» Sie klang nervös, fand aber schnell in die Routine zurück. Ihre Vermutung wurde bestätigt, ich als Patientin aufgenommen, und am nächsten Tag sollte es weitergehen.

Ich weinte noch eine Weile, rief dann C. an, sagte den Kollegen Bescheid und bezog das Krankenzimmer.

Wer jetzt glaubt, die junge Ärztin hätte eine Fehldiagnose gestellt und damit eine Reihe von tragischen Ereignissen eingeleitet, der irrt. An der Diagnose – durale AV-Fistel – änderte sich nichts. Sie hatte Bestand. Ich hatte zunächst nur eine vage Vorstellung, was das ist, aber im Prinzip reichte sie vollkommen aus. Eine Fistel ist ein Kurzschluss zwischen Arterie und Vene, ein Blutgefäß, wo keines sein sollte. Weil die Arterie mit viel Kraft Blut in die schwache Vene pumpt, entstehen mit der Zeit mehr und mehr neue Gefäße, die dann wie ein Satellitenbild des Mississippideltas aussehen.

So etwas ist relativ selten, eine Laune der Natur und nur gefährlich, falls es zu einer Gehirnblutung kommt. In den meisten Fällen werden Fisteln erst dann bemerkt, also, wenn schon Lähmungserscheinungen, Sprach- und Gleichgewichts- oder Sehstörungen aufgetreten sind. Läuft es sehr schlecht, fallen die Betroffenen ins Koma. Typisch für Fisteln ist, dass sie in der Nähe des Ohrs auftauchen. Das Rauschen, das ich hörte, war ein pulssynchrones Ohrgeräusch. Leider sieht man Fisteln im MRT oder Kernspin nicht. Auf einer Klinikwebsite las ich hinterher, dass sich als bestes Diagnoseverfahren anbiete, mit einem Stethoskop den Kopf abzuhören.

Am ersten Abend im Krankenhaus war ich nur erleichtert. Ich hatte keine Fragen mehr, als man mir sagte: «Morgen machen wir einen Eingriff. Am Tag danach werden Sie entlassen, dann können Sie auch gleich wieder loslegen.»

Der Eingriff nannte sich Angiographie und ist eigentlich ein Bildgebungsverfahren, mit dem z.B. ein Neuroradiologe die Gehirngefäße darstellen lassen kann. Dafür wird ein kleiner Schnitt in der Leiste gemacht. Nur lokale Betäubung ist nötig. Dann schiebt man einen Katheter durch die Hauptschlagader in den Kopf. Ein Kontrastmittel wird gespritzt, währenddessen sollte man nicht atmen und sich auf gar keinen Fall bewegen. Nachdem für meine Diagnose ein Stethoskop gereicht hatte, brauchte es jetzt Hightech-Medizin, die es erst seit ungefähr zwanzig Jahren gibt. Neuroradiologie, die Bilder aller Art von unseren Nerven und Gefäßen machen kann, ist eine relativ junge Disziplin. Aber befindet sich der Katheter schon mal im Blutgefäßsystem, ist es möglich, auch gewisse

Dinge im Inneren zu erledigen. In meinem Fall spritzte man organische Partikel, die das falsche Gefäß verstopfen sollten.

Nachdem man mich über den Transportaufzug in den Keller gebracht hatte, ging es zügig. Der Katheter war noch nicht aus meiner Leiste gezogen, ich lag erschöpft auf einem schmalen OP-Tisch, da grinste mich der hagere Neuroradiologe an und sagte: «Geheilt!» Einfach so. Die ganze Sache hatte keine zwanzig Minuten gedauert. Bei einer Grippeimpfung wird mehr Aufhebens gemacht. Für den Arzt, den ich Doktor Segelyacht nennen würde, weil ich später auf seinem Computerbildschirm das Foto eines Segelboots entdeckte, war das ein guter Morgen. Gleich mal jemanden von einer heimtückischen Fistel befreit. Er hätte auch sagen können: «So, fertig. Gute Arbeit. Habe ich sauber hingekriegt. Alles paletti.» Jemandem wie mir darf man aber kein so großes Wort wie Heilung sagen. Ich nehme es wörtlich.

Dreißig Minuten lang wurde noch der kleine Schnitt zur Hauptschlagader abgedrückt, ein Druckverband angelegt, und schon war ich wieder im Zimmer, wo ich mich 24 Stunden nicht bewegen sollte. Nicht etwa, weil die organischen Partikel hätten durch meine Hirnhaut gespült werden können. Einzig und allein das Anpiksen der Hauptschlagader schien gefährlich zu sein und war für krasse Blutungen anfällig.

Am nächsten Tag stand ich auf, zog mich an, holte meinen Koffer zu Hause ab und fuhr auf meine Reise. Ein kleiner Spuk, eine gute Geschichte, dachte ich.

Ende Oktober, drei Wochen später, begann das Rauschen erneut. Ein kurzer Anruf im Krankenhaus, und der Termin für einen zweiten Eingriff war vereinbart.

Anfang November, knapp sechs Wochen nach der Diagnose, befand ich mich wieder auf der neurologischen Station. Ein unbeholfener Arzt erledigte die Aufnahme. Die üblichen Fragen und Tests sowie die Einverständniserklärung für den Fall, dass etwas schiefgeht. Bei jeder meiner Nachfragen geriet der Arzt ins Schwitzen, dicke Schweißperlen liefen über seine Stirn. Das fand ich eher amüsant als beunruhigend. Ich war einfach nur neugierig auf das, was als Nächstes passieren würde, und schob alle Bedenken beiseite. Gefahren und Risiken waren Dinge, die man auf dem Aufklärungsblatt für die Operation unterschrieb, statistische Werte, und nichts, was wirklich eintreten konnte.

Am nächsten Morgen wurde ich wieder zur Angiographie in den Keller geschoben. Doktor Segelyacht hatte erwähnt, dass man die Fistel auch mit Gefäßkleber verschließen könne. Dies würde unter Vollnarkose geschehen. Doch erst wollte er sich ein Bild von der akuten Situation machen.

Ein neuer kleiner Schnitt an der rechten Leiste, wieder: einatmen, ausatmen, nicht mehr atmen, nicht bewegen, weiteratmen. Der Katheter glitt unmerklich durch den Körper. Ich hätte gern gewusst, wie das funktioniert. Wie genau man den Weg durch Bauch, Brust, Hals in meinen Hinterkopf findet. Beim ersten Mal hatte ich während des Eingriffs immer auf die großen, über mir schwebenden Bildschirme geschaut, auf denen die Aufnahmen aus meinem Kopf und den Gefäßen zu sehen waren. Das tat ich an diesem Tag nicht mehr, und bis heute kann ich die Mappe mit den Röntgenbildern kaum anfassen, weshalb sie in einer der hintersten Ecken der Wohnung verstaubt. Wegen dieser verdammten Neugier trage ich viel zu konkrete Vorstellungen von meinem Kopf in meinem Kopf herum.

Schnell war klar, dass die Fistel wieder aufgegangen war. Doktor Segelyacht sagte: «Ach, ich bin gerade so schön an der richtigen Stelle, sollen wir nicht einfach den Kleber jetzt spritzen, bevor wir wieder einen neuen Termin vereinbaren müssen?» Was für eine Frage an jemanden, der weder weiß, was dies bedeutet, noch in der Lage ist, auf dem Rücken liegend, nur mit einem dünnen Operationskittelchen bekleidet, lokal betäubt, entsprechende Nachfragen zu stellen. Ich sagte also ja.

Um mich herum wurde es unruhig. Jemand rannte heraus, schaffte Medikamente herbei. Man verabreichte mir starke Schmerzmittel. Dann wurde der Kleber eingespritzt.

Einatmen, ausatmen, nicht mehr atmen, nicht bewegen, weiteratmen. Weiteratmen? Weiteratmen? Die Schmerzen waren unglaublich. So etwas hatte ich noch nie gefühlt. Ich kann dafür keine Beschreibung liefern, weil es schlicht überwältigend war. Es schien mir auch nicht gutzugehen, denn alle wurden noch unruhiger. Am Ende hieß es Intensivstation.

Ich wusste nicht, wie es mir ging, als C. mit besorgtem Gesicht an mein Bett trat. Er hatte mich vergeblich auf der Station gesucht. Jetzt reichte er mir frisch gepressten Orangensaft. Ich versuchte, ihm zu erzählen, was passiert war. Dass alles gut sei. Zwischendurch kamen die Ärzte zur Visite. C. und ich glaubten, wir wären in einer Folge «Grey's Anatomy» gelandet, so gut sahen die angehenden Neurologinnen aus. Ich schlief für ein paar Momente immer wieder ein, dann bemerkte C., dass meine rechte Gesichtshälfte schlapp nach unten hing.

Schon wieder wurde es unruhig. Die jungen Neurologinnen liefen herbei und wussten nicht, was los oder zu tun war. Schlaganfall? Blutverdünner spritzen? Aber was passiert dann mit dem Kleber? Sofort ein CT oder MRT? Ist da überhaupt noch jemand um die Zeit?

Man fuhr mich wieder in den Keller. Bilder wurden gemacht. Es gab Entwarnung, kein Schlaganfall. Und ich übergab mich liegend über das gesamte Krankenbett. Orange. Saft.

All das passierte viel langsamer, aber es ausführlich aufzuschreiben, gelingt mir nicht. Die Erinnerungen an diesen Tag sind schemenhaft und sollen es auch bleiben.

Die Gesichtshälfte war jedenfalls gelähmt: Fazialisparese, Beschädigung des Gesichtsnervs. Eine jener Komplikationen, die ich am Tag zuvor unterschrieben hatte. In der Nacht schlief ich wenig, mein Kreislauf sackte immer wieder so weit nach unten, dass die Maschine neben mir zu piepen anfing und die Schwester nach mir schauen musste.

Zwei Tage später wurde ich entlassen. Alles, was ich mitbekam, war ein schlecht kopierter Zettel für Übungen, die ich jeden Tag mehrmals vor dem Spiegel machen sollte, damit die Gesichtslähmung wieder verschwand.

Doktor Segelyacht sollte ich noch ein einziges Mal in meinem Leben sehen (die zufällige Begegnung in einem Café viele Monate später zählt nicht). Wenige Tage nach dem Eingriff mit Gefäßkleber begann das Rauschen erneut. Da ich nicht arbeitete, ging ich einfach direkt ins Krankenhaus. Doktor Segelyacht führte mich in sein Büro. Er schaute in seinen Kalender, nannte einen Termin und sagte: «Dann werden wir die Vene wohl zukeulen.» Jedenfalls hatte ich das verstanden. Ich schaute ihn entsetzt an und fand die Wortwahl befremdlich, wenn nicht gar unsensibel. «Was soll das heißen?», brachte ich schwach hervor. Er erklärte, dass Coils (sprich: Keuls) kleine Platinspiralen seien und man damit das Gefäß verschließen könne. Dann hätte ich zwar nur noch eine große Vene in der Hirnhaut, aber die verbleibende zweite könne die Arbeit problemlos übernehmen. Aha, wie bei den Nieren, schoss es mir durch den Kopf. Das Gespräch dauerte vielleicht fünf Minuten, der Termin sollte in drei Wochen sein.

Ich habe ihn verpasst. Meine Vene sollte ich mir von jemand anders *zukeulen* lassen.

Der akute Schmerz

Manchmal klingt seine Stimme noch in meinem Ohr. Sanft und ruhig. Auch alles andere, was ich mit Professor M. verbinde, führt zu Wohlgefühl. Es ist nicht nur die Erinnerung, die dies so möchte. Als ich über ihn nachlas, fand ich verschiedene Artikel, die sagten, dass er bei der Behandlung von Schlaganfällen einen Durchbruch erzielt habe. Na bitte, er ist ein Superheld.

Danach ausgeschaut hat er nicht. Weder groß noch klein, ein Gesicht, das sich nicht sofort einprägt. Aber sein ganzer Körper wirkt wie ein kompaktes Energiebündel. Er hätte Maurer sein können und den ganzen Tag Steine schleppen oder auch bis zu zwölf Stunden im Operationssaal stehen und mit seinen kräftigen Armen Knochen durchsägen, Hände tief in der Bauchhöhle verschwinden lassen, um kiloschwere Tumore herauszubefördern. Dabei ist sein Instrument entweder ganz unsichtbar, wie Magnetfelder, oder hat einen Durchmesser von weniger als einem Millimeter. Professor M. ist Neuroradiologe und er brachte das in Ordnung, was Doktor Segelyacht verbockt hatte.

Professor M. suchte ich nach einer schlimmen Nacht auf. Ich war aufgewacht, weil etwas Scharfes durch meinen Kopf zuckte. Ein Gefühl, das ich nicht kannte. Ich kann es noch genau beschreiben: stechend, kleine Dolche, die sich durch meine Schädeldecke bohren. Sie ließen keinen Zweifel, dass etwas hier gar nicht in Ordnung war, sich Furchtbares vollzog. Und da war wieder das Rauschen.

Als auch Paracetamol und Novalgin nicht halfen, erfasste mich eine existenzielle Angst: Es musste etwas geschehen. Dies ist die eigentliche Funktion von Schmerz: Er ist eine Aufforderung, etwas zu unternehmen.

Am nächsten Morgen warteten wir zwei Stunden bei jenem niedergelassenen Neurologen, der mich zu dieser Zeit betreute und mir später gegen die Schmerzen Adventsplätzchen empfehlen sollte. Sein Rat war eindeutig: Wir sollten zu einer Spezialklinik fahren und alle Bilder einstecken, die ich von meinem Kopf hatte. Und wir sollten das sofort tun.

Nach einer Dreiviertelstunde Fahrt kamen wir am frühen Nachmittag in der Klinik an. Wir irrten erst ein wenig umher, bis wir die Neuroradiologie gefunden hatten. Dort empfing man uns freundlich und sagte, in ein paar Minuten komme der Professor aus dem OP und werde sich kümmern.

Er trug noch die grünen Sachen, gab C. und mir die Hand und führte uns in sein Büro. Statt hinter seinem großen, schwarzen Schreibtisch Platz zu nehmen, setzte er sich mit uns an einen runden Besprechungstisch. So verschwand schlagartig die Distanz, die man bei der ersten Begegnung oft empfindet. Ich erzählte, was sich in der Nacht in meinem Kopf abgespielt hatte. Auf die Bilder warf er einen kurzen Blick: «Wie es gerade in Ihrem Kopf aussieht, weiß ich nicht. Ich muss mir das anschauen, aber die Fistel wird wieder auf sein.» Als ich sagte, man habe mir den Gefäßkleber ohne Vollnarkose eingespritzt, rutschte ihm das Wort «Tierquälerei» heraus. Bei der Schilderung der Panik auf der Intensivstation, als sich meine rechte Gesichtshälfte nicht mehr bewegte und man nicht sicher war, ob man Blutverdünner verabreichen könne, legte sich seine Stirn in Falten: «Aber der Kleber löst sich doch nicht von so was auf.» Sollte es vorher noch irgendwelche Zweifel gegeben haben, wussten wir jetzt, dass es ein großer Fehler gewesen war, sich nicht früher um einen Experten zu bemühen.

Professor M. zog schließlich ein schnurloses Telefon aus der Brusttasche und sagte irgendeiner zentralen Stelle, dass er mich als Patientin aufnehme. Nur gab es kein Bett. «Dann suchen Sie eines, bitte. Vielleicht auf einer anderen Station. Das geht doch für eine Nacht.»

Ich wollte schon aufstehen, weil ich davon ausging, im Flur warten zu müssen, bis ich aufs Zimmer gebracht werden konnte. Aber Professor M. wandte sich uns noch einmal zu. Er erklärte ruhig, was Neuroradiologie ist, was sie kann, wie viele Patienten er im Jahr behandelt. Irgendwann hatte man auch ein Bett für mich gefunden. C. saß noch lange bei mir, wollte eigentlich nicht gehen. Doch es gab nichts mehr zu tun. Professor M. hatte sich seine Handynummer aufgeschrieben. Der Eingriff würde nicht länger als zwei Stunden dauern. Er versprach, ihn anzurufen, sobald ich im Aufwachraum wäre, dann hätte er genügend Zeit herzukommen.

Zum dritten Mal innerhalb kürzester Zeit war ich nun im Krankenhaus. Ich hatte die ersten Male nicht viel davon wahrgenommen. Alles in allem deprimierend, etwas heruntergekommen war die Universitätsklinik gewesen. Hier war es freundlicher, auch wenn Krankenhäuser immer so aussehen, als wären Patienten Kindergartenkinder. Alles muss rund und bunt sein. Die Türrahmen waren in sonnenblumengelb gestrichen, jede Etage hatte eine eigene Farbe, an den Wänden liefen auf Hüfthöhe grüne, blaue, orange Zierleisten entlang. So wusste man, ob man zumindest auf dem richtigen Stockwerk war und in der richtigen Abteilung.

An diesem Nachmittag achtete ich zum ersten Mal auf die Mitpatienten. Schließlich konnte ich nicht länger so tun, als wäre ich keine von ihnen. Schnell war klar, auf dieser Station war ich «die einzige Fistel». Meist lagen hier Frauen, die ein Aneurysma hatten, eine Aussackung der Arterie.

Ich teilte das Zimmer mit einem 16-jährigen, frühreifen türkischen Mädchen. Gerade hatte man eine Angiographie bei ihr gemacht, deshalb sollte sie liegen, sich nicht bewegen und auf gar keinen Fall herumlaufen. Sie stand dennoch auf, ging zum Rauchen raus und telefonierte ununterbrochen. Dieses Mädchen ließ sich nichts sagen. Von niemandem, weder hier noch draußen. Wir unterhielten uns ein bisschen, sie hatte genaue Pläne für ihre Zukunft, und ich wette, dass alles auch so gekommen ist, wenn sie nicht vorher verblutet ist, weil sich der Druckverband vom vielen Herumlaufen gelöst hat.

Dann wurde eine eine ältere Dame aufs Zimmer gerollt, die sich vorstellte:

«Ich bin Frau Röckle und hatte ein Schlägle.»

«Wie bitte?» Ich hatte schon verstanden. Sie meinte einen Schlaganfall, aber mir war nicht klar gewesen, dass das zum Verniedlichen neigende Schwäbische auch Bezeichnungen für Krankheiten beugt: Schnüpfle, Hüstle, Brüchle, warum also nicht Schlägle. Sie litt wie ich an einer Fazialisparese, und als ich vor meinem kleinen Taschenspiegel begann, die Stirn in Falten zu legen und die Augenbrauen hochzuziehen, oder etwas verzweifelt versuchte, ein Lächeln hinzukriegen, neigte sie sich zu mir herüber und meinte: «Ach, diese Übungen soll ich auch machen. Aber mich stört die Lähmung nicht, also wozu die Mühe.»

Neutral formuliert, meine Mitpatienten waren alle einzigartig, und ich fragte mich ernsthaft, wie es Ärzte hinbekommen, mit diesem Kuriositätenkabinett jeden Tag umzugehen.

Abends gegen sieben klopfte es. Professor M. kam herein, ich sollte noch ein paar Papiere unterschreiben. Wir setzten uns an den kleinen Besuchertisch, über dem der Fernseher schwebte. Wieder zog er etwas aus seiner Brusttasche, die anscheinend seine gesamten Utensilien für den Tag bereithielt. Diesmal war es ein kleiner Block und ein Kugelschreiber. «Sie haben eine sehr ernste und sehr seltene Erkrankung.» Hm. «Ich zeichne Ihnen jetzt mal auf, wie es ungefähr in Ihrem Kopf ausschaut und was ich tun werde.» Geschickt malte er Arterie und Vene, den Kurzschluss zwischen beiden. «Wenn es geht, werde ich einen Stent einsetzen, der dann das Blutgefäß auseinander in die starre Hirnhaut drückt, und damit die Verbindung schließen. Dann behalten Sie Ihre Vene. Oder ich muss mit kleinen Platinspiralen die Aufwölbung auslegen. Das funktioniert dann so, dass das Blut darin verklumpt und die Vene verschließt. Der Fistel fehlt dann der Abfluss.» Hm.

Ich hörte zu und verstand zum ersten Mal, dass ich keine irgendwie lustige Sache im Kopf hatte, sondern krank war. Das in seiner ganzen Tragweite zu akzeptieren, hatte ich vorher schlicht vermieden. Zwar konnte man die Krankheit mit Hightech-Medizin gut behandeln, aber es blieb eine heikle Angelegenheit.

Aber ist eine Fistel überhaupt eine Krankheit? Irgendwie hat die Sache so etwas Mechanisches. Sind Knochenbrüche Krankheiten oder Verletzungen? Ist alles Krankheit, das behandelt werden kann oder muss? Ist man krank, wenn das Symptom ein pulssynchrones Rauschen ist?

Wenn es um unseren Körper geht, ist vieles eine rein mechanische Angelegenheit. Viren greifen an und lassen die Schleimhäute anschwellen, Blutgefäße verkalken, Sehnen reißen, Knochen brechen, Zähne verfaulen, Zellen mutieren und bringen böse Wucherungen hervor, sodass kein Platz mehr für das Gesunde ist. Theoretisch ist jedem klar, dass diese Angriffe zufällig sind und man wenig dagegen tun kann. Der Körper selbst ist wohl der beste Verbündete gegen Krankheiten. Er ist zäh und heilt und erholt sich. Auf ihn hatte ich mich 36 Jahre lang blind verlassen können. Ernsthaft krank war ich nie gewesen. Jetzt hatte mein Körper zum ersten Mal das zwischen uns geschlossene Bündnis aufgekündigt, und ich hatte es nicht bemerkt.

Dabei hatte mein Körper mir Warnsignale geschickt. Das Rauschen war lästig gewesen. Und ich hatte häufiger Kopfschmerzen, als ich es normalerweise gewohnt war. Kopfschmerzen lassen sich leicht abtun, und das ist auch nicht ganz falsch, denn nur selten verbirgt sich dahinter etwas anderes. Dann wird es aber auch gleich richtig schlimm: Tumore, Gefäßveränderungen mit bösen Konsequenzen, Nervenschäden, die einen taub oder blind machen können. Besonders wenn Kopfschmerzen heftig sind, nicht verschwinden, einem ungewöhnlich vorkommen – und das war ja bei mir der Fall und, wie sich zeigte, ein Verweis auf die Fistel –, dann sollte man sie furchtbar wichtig und ernst nehmen.

Nachdem mir Professor M. alles erklärt hatte, wurde ich aber auch zum ersten Mal in all den Monaten und Wochen ruhig. Das unerschütterliche Selbstbewusstsein, das Professor M. ausstrahlte, ohne überheblich zu wirken, und die Präzision, mit der er den Sachverhalt schilderte, hatten andere Ärzte zuvor immer vermissen lassen. Er wünschte mir eine gute Nacht; ich würde erst 24 Stunden später wieder in sein Gesicht blicken.

Am nächsten Morgen dachte ich noch: Vollnarkose sollte es einmal jährlich auf Rezept geben. Oder vielleicht nur die Pillen, die man als Vorbereitung bekommt. Tiefenentspannt und glücklich saß ich auf dem Bett und wartete, dass man mich abholte. Den OP habe ich nie gesehen. Ich bin schon in der Schleuse eingeschlafen.

Als ich aufwachte, war mir sehr kalt. C. grinste, nein, kein Grinsen. Ein Lächeln vielleicht. In seiner Mimik ging es wild durcheinander. Erleichterung wurde von Sorge absorbiert, Sorge von Freude, Freude von Angst, Angst von ... Alles war gleichzeitig da, und ich glaube, ich habe mich noch nie so erschrocken. Es war acht Uhr abends. Ich lag in einem anderen Zimmer, im Nebenbett eine Frau, ihr Mann saß auf einem Stuhl. C. stand, er sah, dass ich zitterte, und drückte die Bettdecke fester um mich herum. Ich war so unterkühlt, dass das Zittern und Zähneklappern nicht aufhörte. Aber warum war es überhaupt schon Abend? Ich war doch um zehn Uhr abgeholt worden, und sollte der Eingriff nicht zwei bis drei Stunden dauern?

C. sagte zunächst nicht viel. Es sei alles gut. Dann begann er, langsam von dem Tag zu erzählen, den ich verpasst hatte. Als bis um ein Uhr kein Anruf gekommen war, rief er selbst in der Klinik an, aber niemand konnte ihm eine Auskunft geben. Er saß zu Hause herum, konnte sich jedoch auf nichts konzentrieren. Dann fuhr er einfach los. Als er ankam, fand er am Empfang niemanden vor. Er rannte in dem Flur, wo wir am Vortag gewartet hatten, auf und ab. Dann sagte man ihm, ich sei noch im OP. Es dauere länger. Ein Assistenzarzt kam heraus und richtete aus, dass Professor M. selbst mit ihm reden wolle. Es müssen endlose Stunden für C. gewesen sein. Denn Professor M. kam nicht. Wieder nur der Assistenzarzt, wieder nur dieselbe Nachricht. Endlich kam Professor M. und sagte, dass alles sehr viel komplizierter sei und einfach dauere.

Professor M. sah müde aus, als er schließlich neben meinem Bett auftauchte. Es sei alles gut verlaufen, aber aufwendig gewesen, da die Fistel sehr groß gewesen sei. «Ich habe 51 Platinspiralen eingebracht. Ich schaue morgen wieder nach Ihnen.»

Viel später habe ich nachgeschaut: Ein gängiges Aneurysma wird mit zwei bis drei Coils verschlossen. 51 waren also ganz schön viele.

Für die beiden Männer war es ein langer Tag gewesen. Mir fehlt er, was merkwürdig ist, denn er hat mich vor einer möglichen Gehirnblutung bewahrt und ist damit einer der wichtigsten Tage meines Lebens.

Ich blieb fünf Tage in der Klinik. Jeden Abend kam Professor M. zu mir, auch am Wochenende. Meist gingen wir ein paar Schritte über den Flur und unterhielten uns etwa eine halbe Stunde. Er erzählte mir, dass ich seine letzte Patientin in dieser Klinik sei. Wenn ich in vier Wochen zur Kontrolle käme, werde er nicht mehr da sein. Aber sollte es irgendwelche Komplikationen geben, könnte ich mich immer bei ihm melden. Das sollte ich ihm versprechen.

Professor M. war an diesen Abenden auf seiner ganz persönlichen Abschiedstour, von einem Ort, wo er anscheinend gern gearbeitet hatte. Ich hatte das Gefühl, nun alles überstanden zu haben. Zu diesem Zeitpunkt wäre mir niemals in den Sinn gekommen, dass Kopfschmerz eine der von Professor M. erwähnten Komplikationen darstellen könnte. Ich sollte ihn als lästige Begleiterscheinung empfinden, denn die Ursache für meine Beschwerden war nach dem Coiling ja beseitigt. Trotz seines unangenehmen und auszehrenden Charakters dachte ich über Schmerz nicht nach und beachtete ihn kaum. Er war etwas, das vorübergeht und in jenem Moment vergessen ist, in dem er aufhört.

Nur drei Monate

Nachdem mich Professor M. entlassen hatte, war ich erschöpft nach Hause zurückgekehrt und in Rekonvaleszenz. Ehrlich gesagt, ich konnte kaum bis zur nächsten Ecke gehen, ohne dass ich eine Pause einlegen musste. Für einen Weg von fünf Minuten brauchte ich fünfzehn, nach dem Duschen ruhte ich mich erst einmal aus. Ich sagte mir, nach Weihnachten, im neuen Jahr wird es wieder bessergehen. Das war ein realistisches Ziel, nur wenige Wochen entfernt. Als Ende der Krankheitsphase setzte ich mir die Kontrolluntersuchung Anfang Januar. Danach sollte das normale Leben weitergehen.

Bei der Kontrolluntersuchung war ich sehr aufgeregt, fragte 16-mal, ob denn jetzt wirklich alles gut ist. Die Antwort war «Ja», und ich erzählte nicht, dass ich gelegentlich Kopfschmerzen hatte und mir einzelne Punkte an Nase, Stirn und Kinn wehtaten. Ich führte das auf die Gesichtslähmung zurück (was sich als großer Humbug herausstellen sollte, denn der Fazialisnerv ist kein empfindsamer Nerv, sondern ausschließlich für Bewegung zuständig). Wen kümmern schon ordinäre Kopfschmerzen, wenn man eine

Fistel in der Hirnhaut hatte? Aber das Rauschen war endgültig verschwunden.

Ich ging wieder zur Arbeit, und C. ließ mich zum ersten Mal für zehn Tage allein. Zehn Tage ist insofern wichtig, weil an Tag neun etwas geschah, was in jedem Lehrbuch steht. Nur dass weder ich noch die Ärzte, die ich in den nächsten Stunden und Tagen aufsuchte und um Rat fragte, dieses Lehrbuch kannten. Oder sei es nur, dass jemand die Information, dass ich wenige Tage zuvor eine Untersuchung mit einer hohen Röntgenstrahlung gehabt hatte, wirklich ernst genommen hätte.

Am Morgen des neunten Tages schaute ich in den Spiegel und stellte fest, dass mir an der rechten Seite ein breiter Streifen Haare oberhalb des Ohrs fehlte. Sie waren ausgefallen. Panikattacke und Resignation. «Bitte nicht noch irgendetwas.» Fast wie ein Roboter ging ich zum nächsten Hautarzt, der mich nehmen wollte (sagen Sie mal einem Hautarzt, Ihnen sind die Haare ausgefallen. Sie bekommen als Antwort: «Waschen Sie bitte eine Woche die Haare nicht und kommen dann vorbei, wir werden eine entsprechende Untersuchung machen.»). Der Hautarzt war der Überzeugung, es handele sich um ein Anzeichen von zu großem Stress. Aus Verlegenheit verschrieb er mir noch eine Cortisonsalbe. Nach drei Stunden im Internet und einem Telefonat mit einer Bekannten, die vor Jahren unter kreisrundem Haarausfall gelitten hatte, war ich überzeugt: Ich hatte eine Autoimmunerkrankung. Was sich wiederum als großer Humbug herausstellen sollte.

Zu diesem Zeitpunkt lag das Coiling acht Wochen zurück, der Gesichtsnerv war seit zehn Wochen gelähmt, und die Haare waren gerade ausgefallen. Langsam verlor ich den Überblick wie auch das Vertrauen in mein ureigenes körperliches Warnsystem. Und weil mich so viele unterschiedliche Dinge plagten, fiel auch nicht weiter auf, dass eine Sache regelmäßig da war: die Kopfschmerzen.

Als nach und nach, mit jedem Tag und jeder Woche die Schmerzen intensiver wurden, hatte ich schlicht keine Idee, was zu tun war. Gelegentlich nahm ich eine Tablette, gönnte mir mehr Ruhe und Schlaf. Es gab dann auch Tage ganz ohne Beschwerden, bevor es mal wieder ein oder zwei Tage schlechterging. Aber im Großen und Ganzen: keine Besserung. An manchen Stellen spürte ich richtig, wie die Haut vom Schmerz warm wurde. Manchmal fühlte er sich drückend an und manchmal so scharf, als würde ein Messer direkt durch die Schädeldecke gestoßen. Doch meist blendete ich das aus. Tat so, als wenn alles wieder wie früher wäre, unternahm Reisen, ging zu Partys, zum Yoga und auf Konzerte. Alles sollte sich normal anfühlen, keine Einschränkungen.

Doch als ich an einem verlängerten freien Wochenende nicht aufstehen, geschweige denn irgendetwas unternehmen wollte, aber auch das Bett und ein abgedunkeltes Zimmer nicht halfen, entschied ich mich, die netten Abschiedsworte von Professor M. wörtlich zu nehmen: «Sie melden sich bitte, wenn irgendetwas sein sollte.»

Professor M. war zu diesem Zeitpunkt der einzige Arzt, zu dem ich einigermaßen Vertrauen gefasst hatte. Ich schrieb ihm eine E-Mail: Mir gehe es nicht gut, ich hätte Kopfschmerzen und das schon längere Zeit. Die Antwort kam schnell: Ich solle sofort nach S. kommen, wo er inzwischen arbeitete. Seine Assistentin werde mir am nächsten Tag einen Termin nennen und auch alle Bilder und Berichte anfordern. Vier Tage später lag ich wieder auf einem OP-Tisch. Professor M. sagte mit seiner sanften Stimme: «Einatmen. Ausatmen. Nicht mehr atmen. Nicht bewegen. Weiteratmen.»

Die Angiographie in S. ergab, dass alles in Ordnung war. Was bedeutet, dass sich keine neue Fistel gebildet hatte. Statt einen Assistenten meine Arterie abdrücken zu lassen, übernahm

Professor M. das selbst. Reden, während jemand in deine Leiste drückt, ist an sich schon seltsam, und weil ich aufgeregt war, habe ich mit großer Sicherheit leicht beschränkt gewirkt. Professor M. beruhigte mich, die Neurologen in dieser Klinik würden sich ausgezeichnet mit Schmerzen auskennen und eine gründliche Anamnese machen. Es gebe inzwischen eine Reihe sehr guter neuer Medikamente. Auch was die Haare anging, konnte mich Professor M. beruhigen. Die hätte ich bestimmt verloren, weil ein Fehler bei der Kontrolluntersuchung gemacht worden war. Durch das fortwährende Röntgen während der Angiographie und einen Einstellungsfehler bei der Dosierung könne das durchaus passieren. Man müsse halt aufpassen. «Aber die wachsen bald wieder nach.» Er sollte recht behalten.

Schließlich erfuhr ich noch, wie beeindruckend die Museen in der neuen Stadt waren. Ich konnte ihm nicht sagen, dass ich mich freute, wie gut es ihm ging. Ich konnte auch nicht sagen, dass ich nicht zu den tollen Kollegen in der Neurologie gehen wollte, sondern lieber bei ihm bleiben würde. Seine Arbeit war jedoch getan, und wir würden uns nicht mehr wiedersehen. Ein angemessener Abschied von einem Mann, der für mich inzwischen Superhelden-Status hatte, war das sicher nicht. Doch es war bereits zu fühlen, dass genau in diesem Moment eine Krankheit endete und eine neue begann.

Die Anamnese lieferte die Fachbegriffe für das, was ich bisher nur in meinen Worten hatte beschreiben können: einschießende Schmerzen vom neuropathischen Typ, Schmerzpunkte im Gesicht und Spannungskopfschmerz. Hier im Hospital würde man einige Empfehlungen für die Behandlung geben und auch schon mal erste Schritte unternehmen. Jeden Tag machte ich eine Kinderzeichnung von meinem Kopf und markierte den Ort, wo ich Schmerzen hatte: Schädeldecke, rechts oder links, Hinterkopf, Gesicht. Die Ursache musste ja dort zu finden sein, wo es weh tut. Dolor localisatus. Ich malte auch das Stahlband, das sich immer häufiger und anhaltend um Schläfe und Hinterkopf legte. Meine Zeichnungen müssen manisch auf die Leute gewirkt haben. Dabei wollte ich einfach nur nichts vergessen oder übersehen, was vielleicht wirklich schon manisch ist. Wie sagt Carrie im Vorspann von *Homeland* über 9/11? «Irgendetwas habe ich an diesem Tag übersehen», und Saul antwortet: «Jeder hat etwas an diesem Tag übersehen.» Die von *Homeland* suchen nach Hinweisen auf versteckte Terrorzellen. Ich suchte nach der Terrorzelle in meinem Kopf, denn der Schmerz war für mich nur ein Symptom.

Die Schmerzen wurden als chronisch eingestuft. Chronisch klingt nach Ewigkeit. Wie den meisten Menschen war mir damals nicht bewusst, dass es für den chronischen Verlauf einer Krankheit nur eines sehr kurzen Zeitraums bedarf. Bei Schmerzen ist der sogar sehr knapp bemessen: Zwischen drei und sechs Monaten setzt die aktuelle Forschung dafür an. Häufig ist die akute Ursache längst ausgeheilt, zurück bleibt nur der Schmerz. Anders ausgedrückt, gute Chancen, eine Chronifizierung zu verhindern, hat man in den ersten sechs bis zwölf Wochen. Nach einem halben Jahr ist die Wahrscheinlichkeit nur noch bei 50 Prozent und nach einem Jahr bei weniger als zehn Prozent.

Die knappste Definition von chronischen Schmerzen lautet daher: eine krankhafte Veränderung des Nervensystems, die durch unzureichend behandelte Schmerzen entsteht. Unzureichend heißt dabei, man nimmt nicht die angemessene Dosis Schmerzmittel. Dazu kommt es, weil wir glauben, dass der Schmerz vorbeigeht und dass es am nächsten Tag bestimmt besser sein wird. Bis es eben nicht besser wird. So war es bei mir, und ich war erst einmal mit diesem Schmerz umgegangen, wie ich es gelernt hatte, nämlich gar nicht.

Das ist grundsätzlich auch nicht falsch, denn normalerweise passiert bei akutem Schmerz nichts weiter, als dass er uns warnt, und dann beginnt der Körper selbst, die Schmerzen zu regulieren. Das gilt für einen geröteten Rachen, eine pochende Wunde, einen blauen Fleck oder Sonnenbrand. Geschieht etwas in der Art, dann beginnt das Abwehrsystem, es uns erträglicher zu machen. Weil körpereigene Schmerzmittel sofort zur Stelle sind, können wir überhaupt Schmerzen aushalten.

Wir besitzen ein tolles Schmerzabwehrsystem, das aber nicht nur arbeitet, wenn Ungemach droht. In den Zeiten dazwischen sorgt es dafür, dass Streicheln eine liebevolle Geste ist und ein Luftzug ein angenehmer Hauch. Wird das System jedoch gestört, können auch Kleinigkeiten ungeahnte Schmerzen auslösen.

Akuter Schmerz ist nicht nur dafür da, uns vor brenzligen Situationen zu warnen. Seine immens wichtige Funktion für unser Leben besteht darin, dass er Lernprozesse anstößt. Wir vermeiden zukünftig einen Sonnenbrand, indem wir an die Sonnencreme denken, oder gehen beim ersten Pochen im Backenzahn zum Zahnarzt. Nur durch dieses beständige Lernen warnt uns nicht jeder Schmerz unnötig, und nur ein heftiger Schmerz oder einer, den wir nicht einordnen können, löst dann auch richtigen Großalarm aus.

Dieses feinkalibrierte System ist leider fehleranfällig, worin auch die Ursache für das Entstehen von chronischem Schmerz zu suchen ist. Was da passiert, nennt man Wind-up. In den Nervenzellen steigert ein Reiz die Zahl der Entladungen. Es werden mehr, der Schmerz wird stärker. Waren meine Schmerzen anfangs noch erträglich und auf der unteren Skala angesiedelt, wurden sie mit der Zeit tobender und anhaltender.

Aber ein Mehr an Schmerzen oder eine gesteigerte Empfindlichkeit – biologisch eine höhere Zahl an Natriumkanälen, die Spannungen weiterleiten – allein erklärt nicht, warum Schmerzen chronisch werden können. Ungünstigerweise schaltet unser Körper an dieser Stelle nämlich zwei Prozesse zusammen. Zum einen die Ausbildung von Überempfindlichkeit und zum anderen einen Prozess, der für Gedächtnis und Lernen zuständig ist. Das Kürzel LTP steht für *Long-term potentation*, Langzeitpotenzierung, und diese findet in speziellen Rückmarksneuronen statt, den Hinterhornneuronen. Sie speichern den Zustand, den wir chronischen Schmerz nennen.

Die aktuelle Forschung nimmt an, dass die rostroventrale Medulla, eine Region im Stammhirn, eine zentrale Rolle beim chronischen Schmerz spielt. Sie lässt sich als eine Art Schalter beschreiben, der umgelegt wird. Die Nervenzellen haben dann etwas gelernt, was sie nicht lernen sollten, und ein Schmerzgedächtnis ausgebildet. Das funktioniert nicht wie mit unseren Erinnerungen, die wir bewusst abrufen können, sondern eher wie beim Lernen eines Musikinstruments. Beim Klavierspielen kann man sich erst einmal auch nicht vorstellen, dass die rechte und linke Hand unterschiedliche Dinge tun, aber Übung erschafft auch hier ein unabhängiges System.

Im Krankenhaus in S. zeichnete ich nicht nur oder ruhte mich aus, ich las auch das Buch «Auf der Suche nach dem Gedächtnis» des Nobelpreisträgers für Medizin Eric Kandel, das gerade erschienen war. Ich lernte darin viel über Tiere mit großen Nervenbahnen, wie den Flusskrebs oder die Meeresschnecke. Aber auch über Kalium, Glutamat und Proteinstrukturen, die alle bei der Übermittlung von Impulsen in den Nervenzellen mitwirken. Kandel hat über viele Jahrzehnte versucht herauszufinden, wie unser Kurz- und Langzeitgedächtnis funktioniert. Seine Arbeit lieferte also die Grundlagen, um überhaupt so etwas wie ein Schmerzgedächtnis definieren zu können. An der Meeresschnecke konnte er zeigen, dass vorausgegangene Stimulationen nicht nur einfach über die Nerven flitzen, sondern von diesen «erinnert» werden. Neuroplastische Veränderungen nennt man das, und sichtbar werden diese im PET. Das heißt: Je länger Schmerzen ausgehalten werden, desto mehr verändern sich die Zellen, desto stärker die Ausprägung des Schmerzgedächtnisses.

Erst seit kurzem weiß man, dass selbst während der Narkose, wo das Bewusstsein ausgeschaltet ist, weiter Schmerzsignale an das Gehirn geschickt und dort auch verarbeitet werden. Deshalb empfehlen Schmerzexperten wie der Münchner Psychiater Walter Zieglgänsberger, bei Operationen zusätzlich Schmerzmittel oder ein Lokalanästhetikum am Rückenmark zu verabreichen, um einem Schmerzgedächtnis vorzubeugen. Auch wird inzwischen immer häufiger dazu geraten, den Patienten nach Operationen auch stärkere Schmerzmittel wie Opioide anzubieten.

Bis heute quält mich die Frage, ob ich den bedenklichen Verlauf in den ersten Monaten nach dem Coiling hätte erkennen und damit die Chronifizierung verhindern können. Zum Beispiel, indem ich regelmäßig Schmerzmittel genommen hätte – auch starke. Hätte ich mich von dem inneren und äußeren Chaos nicht so ablenken lassen sollen? Ich glaube, dass ich damals jedes Augenmaß verloren habe. Aber dann sage ich mir, dass man mich nicht richtig aufgeklärt hat. Jedenfalls kamen die mahnenden Worte der Ärzte bei mir nicht an, dass ich, wenn erforderlich, Schmerzmittel nehmen sollte. Bis heute begegnen mir Menschen, die fast schon darauf bestehen, dass man Schmerzen aushalten kann und sollte. Schmerzen gehören irgendwie zum Heilungsprozess. Doch nichts könnte falscher sein.

Dennoch gibt es keine Gewissheit, ob mir mein heutiges Wissen viel Kummer erspart hätte. Warum nämlich bei der einen Person ein Schmerzgedächtnis entsteht und es zu chronischen Schmerzen kommt und bei der anderen nicht, weiß man nicht genau. Viele Faktoren spielen eine Rolle, aber wie sie zusammenhängen, muss noch herausgefunden werden. Derzeit geht man von biologischen und genetischen Veranlagungen aus, auch die Psyche ist ein Faktor, wobei tiefe Depression oder optimistisches Verdrängen wohl einen ganz ähnlichen Einfluss haben. Diese Formen von Belastungen sind allgemein schwer zu messen und letztlich individuell verschieden.

Wie wenig eindeutig die Rolle der Psyche ist, zeigen auch Untersuchungen, die das Reden über Schmerz und die damit verbundenen Wörter in den Blick nehmen. Sie ergaben, dass bei bestimmten Adjektiven wie «brennend», «beißend» oder «stechend» Hirnregionen aktiv werden, die auch bei der Verarbeitung der Schmerzreize beteiligt sind und sich damit negativ auswirken können. Doch gleichzeitig kann Reden auch helfen, weil es Mut macht. Prophylaxe wie bei Parodontose gibt es nicht, weil kaum eine Situation der anderen ähnelt, jeder Patient mit einer anderen Vorgeschichte ankommt.

Eines scheint jedoch festzustehen: Ist das Schmerzgedächtnis erst einmal entstanden, ist es schwer, den Prozess einfach umzukehren. Oder wie der Schmerzspezialist Walter Zieglgänsberger immer wieder sagt: «Es gibt keine Löschtaste im Gehirn.»

Bevor jemand als chronischer Schmerzpatient eingestuft wird, also die Schmerzen selbst als die zu behandelnde Krankheit begriffen werden, vergehen oft Jahre. Zehn Ärzte suchen Menschen mit Schmerzen laut *Spiegel* auf, bevor ihnen geholfen wird. Durchschnittlich dauert es 2,2 Jahre bis zur Diagnose und noch mal 1,9 Jahre, bis der Schmerz angemessen behandelt wird. Ein Viertel der Patienten erhält die Diagnose in den ersten fünf Jahren, 11 Prozent warten länger darauf. Zwar fühlt sich rund die Hälfte der Ärzte der Behandlung von Schmerzen gewachsen, doch 85 Prozent hätten gern eine zusätzliche Ausbildung, um sie besser zu erkennen, zu behandeln und längerfristig zu begleiten. So ist wohl auch zu erklären, dass 38 Prozent der Betroffenen sagen, dass ihre Schmerzen nicht adäquat therapiert werden.

Für die acht bis sechzehn Millionen Deutschen, die unter einem chronischen Schmerzsyndrom leiden, keine guten Nachrichten. Und ob die europäische Kampagne «Can you feel my pain» – eine Art *Bill of Rights* für Schmerzen –, die auf die Situation von chronischen Schmerzpatienten aufmerksam machen will, daran etwas ändert, bezweifle ich. Aber es hilft, dass Schmerzen endlich als eigenständige Krankheit gesehen werden. Denn im Vergleich zu Initiativen gegen Herz-Kreislauf-Erkrankungen, Brustkrebs oder Diabetes führt chronischer Schmerz immer noch ein Schattendasein.

Manche Menschen haben Schmerzen bedenklich lange und übererfüllen die Kriterien für chronischen Schmerz. Denn die Formel ist eigentlich sehr einfach: mehr als 15 Tage im Monat über eine Phase von drei Monaten. Das sollte man sich unbedingt merken. Aus dieser Formel lässt sich vieles ableiten: Etwa, dass man sich keine Sorgen machen muss, wenn es einmal im Jahr fünf Tage am Stück irgendwo weh tut oder dass ein Monat unter ständigem Schmerz schlimm ist, aber vielleicht zu der Erkrankung dazugehört. Doch es lässt sich auch sehr klar bestimmen, wenn es ratsam ist, sich Hilfe zu holen. 15 Tage sind jeden zweiten Tag und drei Monate meist jene Zeit, die wir gut überblicken können. Was passiert sonst eigentlich schon in drei Monaten? Manchmal nicht viel, meist sagen wir im April: «Oh, es ist schon April, haben wir nicht gerade Silvester gefeiert.» Drei Monate sind nichts: zu kurz für eine Schwangerschaft, zu kurz für ein Sabbatical, zu kurz für eine Fußballsaison.

Etwas mehr als drei Monate waren vergangen, als mich die Ärzte in S. untersuchten und mir anschließend Doktor K. in seiner Hochhauspraxis sagte: «Der Schmerz ist die Krankheit.» Drei Monate hatten ausgereicht, dass sich ein Schalter umgelegt hatte.

In Nervengewittern

Es gibt 37 Arten von Kopfschmerzen, die Sie selbst behandeln können, und für alle gibt es ein Mittel, das auf den Punkt wirkt ...», heißt es in einem Werbeclip für eine Kopfschmerztablette. Im Spot werden entspannte Gesichter gezeigt: von Frauen und Männern, alt und jung. Die Statistiken gehen davon aus, dass bis zu 80 Prozent der Bevölkerung irgendwann einmal im Leben unter einer dieser 37 Arten leidet. Dann spricht man von episodischer oder sporadischer Verlaufsform, also ein paar Tage im Monat oder regelmäßige Attacken. Sie gehören zum Leben, und niemand wundert sich, wenn der Nachbar sagt, dass es ihm heute nicht so gutgehe und er Kopfschmerzen habe.

In anderen Werbespots wird auch gerechnet. Dort werden die Stunden aufgezählt, die uns Kopfschmerzen vermeintlich stehlen, die Kinder um die Gute-Nacht-Geschichte bringen, weil Papi der Schädel brummt, oder uns von wichtigen Business-Meetings fernhalten. Das will natürlich niemand. Die Lösung für das Problem ist klein und rund und lässt sich manchmal auch in Wasser auflösen. Danach sitzt der Mensch wieder freudestrahlend vor dem Computer.

Wie in dieser Reklame dachte ich früher auch über Kopfschmerzen. Klar, es gab solche einfachen Arten, und dann gab es noch Migräne. Migräne erkannte man daran, dass die Bekannten, die darunter litten, sich für ein oder zwei Tage in ein abgedunkeltes Zimmer legten und darauf warteten, dass es vorüberging. Ich hatte jedoch keine Ahnung, dass Kopfschmerz eine Krankheit ist und nicht nur eine, sondern man 320 Arten – so die offizielle medizinische Klassifikation von 2013 – unterscheidet. Das heißt auch, dass es neben den 37 Arten, die man angeblich selbst behandeln kann, 283 gibt, bei denen man besser zum Arzt geht. Diese Zahl wächst rasant, denn als ich mit der Arbeit an diesem Buch begann, war nur von 250 Arten die Rede. Mir erschien auch das schon viel, aber es werden immer wieder Symptome zu neuen Krankheitsbildern zusammengefügt oder Unterkategorien gebildet.

Grob werden Kopfschmerzen in vier große Gruppen unterteilt: Migräne, Kopfschmerz vom Spannungstyp, der seltene Clusterkopfschmerz und alle anderen. Manches klingt unheimlich – Donnerschlagkopfschmerz – oder kompliziert – chronischer Kopfschmerz vom Spannungstyp nicht assoziiert mit perikranialer Schmerzempfindlichkeit, Optikusneuritis, Supraorbitalisneuralgie. Anderes einfach nur merkwürdig: schlafgebundener Kopfschmerz, wahrscheinliche Migräne, Sexual- oder Hustenkopfschmerz. Vielen Menschen vertraut dürfte der verzögerte Kopfschmerz induziert durch Alkohol sein. Es gibt saugende Schmerzen und solche, die als daumennagelgroß beschrieben werden. Der Lebenspartner kann eine Ursache sein (das ist tatsächlich eine offizielle und anerkannte Krankheit), genauso das Kämmen der Haare. Bei manchen Arten reicht es einfach, die Auslöser zu vermeiden, bei anderen hilft eine Tasse Kaffee. Und bei einigen wird dem Arzt empfohlen: Einfach nur lächeln und nichts verschreiben, weil eh nichts hilft.

Als ich zum ersten Mal auf Doktor K. traf, lächelte er. Aber es schien sich nicht um ein Kopfschmerz-Weglächeln zu handeln, auch um kein «Ach-das-wird-schon-wieder»-Lächeln. In seinem Gesicht spiegelte sich ernsthaftes Interesse an Kopfschmerzen als Krankheit gepaart mit Zuversicht. Er sprach davon, dass ich es mir so vorstellen müsse: In meinem körpereigenen Schmerzverarbeitungsprogramm habe sich etwas verhakt, und wie beim Computer werde man versuchen, das Programm neu zu starten. Dafür müsse über längere Zeit eine Schmerzblockade errichtet werden. Klingt unglaublich einleuchtend, bis man sich eingesteht, dass man weder eine Ahnung davon hat, was im Inneren eines Computers passiert, wenn auf die RESET-Taste gedrückt wird, noch was im Körper vor sich geht, wenn man den Kopf und den darin befindlichen Schmerz ruhigstellt. Das beginnt schon damit, dass man sich erst einmal klarmachen muss, dass nicht das Hirn schmerzt, sondern das Drumherum. Genau wie bei Knieschmerzen wird über die Nerven der Reiz erst ans Rückenmark weitergeleitet und dann im Gehirn verarbeitet.

Kopfschmerzen sind eine sehr alte Krankheit, und über die Jahrtausende hat man einiges probiert, ihnen beizukommen. Bei allen antiken Ärzten lassen sich Beschreibungen finden, die im Großen und Ganzen danach klingen, was wir heute unter Kopfschmerzen verstehen. Schon in Überresten von Keilschrifttafeln oder im Gilgamesch-Epos gibt es erste Hinweise. Und Hippokrates (5./4. Jh. v. Chr.), der Urvater der modernen Medizin, sah in ihnen – wie bis heute die meisten Menschen – ein Symptom, eine Begleiterscheinung anderer Krankheiten oder eine Folge von Umwelt- und Wettereinflüssen. Begrifflich unterschied man zwischen akuten (Cephalagie, Kephalea) und langandauernden Kopfschmerzen (Cephalaea, Kephalalgia). Der berühmte griechische Arzt Galen (2. Jh.), dessen Werk für die europäische Medizin bis in die Renaissance maßgeblich war, sprach zum ersten Mal von einer Hemikranie, wovon sich später unser Wort Migräne ableitete (was so viel bedeutet, dass nur eine Hälfte des Kopfes betroffen ist, und dies ist eines der entscheidenden Kriterien, um zwischen Migräne und Spannungskopfschmerz zu unterscheiden).

Der griechische Arzt Aretaios von Kappadokien, der um die Wende vom ersten zum zweiten Jahrhundert lebte, schrieb: «So nötig der Kopf zum Leben ist, so äußerst qualvoll ist seine Erkrankung.» Und er warnte, dass man damit keinesfalls leichtfertig umgehen sollte, «sonst wird der Ausgang oft verderblich». Daraus kann man schließen, dass chronische Kopfschmerzen damals schon bekannt waren. Aretaios empfahl als erste Maßnahme einen Aderlass, danach müsse der Kranke wieder zu Kräften kommen, und zwar mit reichlich Essen und Wein. Denn nun sollte der Arzt erst richtig loslegen: ein erneuter Aderlass, dann den Kopf rasieren und einen Schröpfkopf ansetzen. Folgen sollten eine Nasenspülung, Herbeiführen von künstlichem Nasenbluten und eine vollständige Darmentleerung.

Die abschließende Behandlung nannte Aretaios «Cur»: Abbrennen der restlichen Haare, durchaus bis auf den Knochen, dann tagelanges Versorgen der Wunde, bis man wieder die Aderlassstellen aufschneidet. Vom Aufbohren des Schädels sollte man seiner Meinung nach nur Gebrauch machen, wenn alles andere nicht hilft. Nach der Behandlung empfahl er dem Kranken viel Sport und einen merkwürdigen Speiseplan, u.a. aus Schweinefüßen, aber ohne Milchprodukte, Hülsenfrüchte, Zwiebeln und Süßes. Er warnte davor, sich zu verausgaben, weshalb auch Sex verboten war. Am Ende riet er: «Auch ist es vorteilhaft, zur See zu gehen und sich immer auf dem Meere aufzuhalten. Für den Küstenbewohner ist es zweckmäßig, sich in der kalten See zu baden, im Meere zu schwimmen, im Sande sich herumzuwälzen, und überhaupt an dem Meeresstrande sein Leben hinzubringen.»

Auch wenn die zur Verfügung stehenden Mittel bescheiden waren, das Wissen eingeschränkt – im Prinzip entwarf Aretaios die erste multimodale Therapie, die alle Lebensbereiche betrachtet und disziplinübergreifende Ansätze einschloss. Und wie er machten es die Heiler der Antike und des Mittelalters fast alle: ein Aderlass nach dem anderen, und war der Patient zu schwach, behalf man sich mit Blutegeln. Gern wurde auch die Kopfhaut, dort wo es schmerzte, aufgeschnitten. Schröpfen war ebenso beliebt wie das Wegätzen der Kopfhaut bis auf den Schädelknochen und die Verabreichung von Nieswurz, mit dem auch Menschen vergiftet wurden («Zwei Tröpflein machen rot, zehn Tropfen machen tot» heißt es in Joachim Ganghofers «Der Klosterjäger»). Heilkräuter in allen erdenklichen Mischungen wurden verschrieben und bei Galen auch Opium, Schierling und Mandragora, alles Betäubungsmittel. Galen empfahl des weiteren, einen Zitterrochen anzulegen; dessen elektrische Entladungen sollten helfen (wie modern das war, zeigt, dass heute eine ähnliche Therapie namens TENS oder transkutane elektrische Nervensimulation angewendet wird). Und natürlich wurde zu allen Zeiten der Schädel aufgebohrt, um böse Krankheitsgeister herauszulassen.

Manches mag recht gruselig anmuten, aber ich gebe zu, dass ich mir an sehr schlechten Tagen durchaus hätte vorstellen können, dass jemand erst meine Haare abflammt, dann die Kopfhaut aufschneidet und mir diese Behandlung lieber gewesen wäre, als noch eine weitere Stunde das stählerne Band um meinen Kopf zu ertragen.

Sympathischer klingt die Behandlung mit Tüchern, die in Opium und Essig getränkt wurden, oder die Verabreichung von

Coca bei den Inkas. Paulos von Agina (7. Jh.) empfahl folgende Salbe gegen Kopfschmerzen: «Haarstransaft 16 Dr., Mohnsaft, Anis, Bilsenkraut, Safran, Myrrhe, Skammonium von jedem 2 Dr., nimm in Essig auf und forme daraus Kugeln; beim Gebrauche mache davon mit Essig und Essigwasser ein Salbe für die, welche durch dicke Säfte oder blähende Gase Schmerzen haben. Auch ein Pech- und Senfpflaster ist sehr dienlich, ebenso der Thapsiaspastillus und das Mittel aus schwarzer Tinte, eines der wunderbar wirkenden bei Schmerzen ...»

1672 schließlich war zum ersten Mal von Neurologie die Reden. Der Arzt Thomas Willis versammelte unter diesem Begriff alle möglichen nervösen Erkrankungen. Willis ist es, der auch die erste moderne Beschreibung der Migräne geliefert hat und vermutete, sie könne mit einer Störung der Gefäße zusammenhängen. Der Großvater von Charles Darwin, Erasmus Darwin, nahm ebenfalls eine Gefäßerweiterung als Ursache für Kopfschmerzen an und empfahl eine Behandlung in einer Zentrifuge, in der die Patienten herumgewirbelt wurden und damit auch ihr Blut.

Die erste eigenständige Abhandlung zu Migräne und Kopfschmerzen aber stammt von Edward Liveing aus dem Jahr 1873: «On Megrim, Sick-headache, and Some Allied Disorders: A Contribution to the Pathology of Nervestorms». Das schöne Wort *Nervengewitter* findet man heute kaum noch, doch damit leitete Liveing einen Paradigmenwechsel ein. Irgendwo in den Nervenbahnen musste es während einer Migräneattacke zu Entladungen kommen, so seine Theorie.

Erst im 19. Jahrhundert gab es erstmals Hilfe durch Medikamente, wie wir sie heute kennen: Brompräparate, Mischungen aus Kupfer, Arsen, Eisen, Quecksilber. Bei Migräne verabreichte man Chinin und Strychnin. Und ab Mitte des Jahrhunderts wurde die Apotheken-Chemie immer besser: Salicylpräparate, Nitroglycerin,

Amylnitrit, Alkaloide aus Mutterkorn. Der Begründer der modernen Neurologie William Gowers behandelte Kopfschmerzen erstmals systematisch mit einer Mischung aus Nitroglycerin und Alkohol, bekannt als die «Gowers Mixture». Er sprach sich auch dafür aus, Marihuana als Schmerzmittel einzusetzen und Patienten damit dauerhaft zu behandeln, um Attacken vorzubeugen.

Liest man, was über die Jahrhunderte zur Behandlung von Kopfschmerzen empfohlen wurde, kann man sich nicht sicher sein, was wohl am Ende für die Patienten qualvoller war, der Schmerz oder die Therapie. Jedenfalls wurde nichts ausgelassen: elektrische Behandlung wie Galvanisation oder Franklinisation, Dampfkastenbäder, Diät, Magnetismus, Hypnose, Trinkkuren, Fasten, Verabreichen von giftigen Pflanzen wie Goldregen oder verdünnter Blausäure, Zerstörung von krankem Gewebe mit Brenneisen und Haarseilen, die durch die Nackenfalte gezogen wurden. Bis ins 20. Jahrhundert wurden Löcher in Schädel gebohrt und Nerven durchtrennt, um dem Nervengewitter Einhalt zu bieten.

Nüchtern betrachtet waren und sind Kopfschmerzen allgegenwärtig. Der Blick zurück zeigt nur, wie hilflos man dieser Krankheit gegenübersteht, und davon spürt man als Kopfschmerzpatient mehr, als einem lieb sein kann. Das fängt damit an, dass erst mal geklärt sein muss, ob hinter dem Kopfschmerz nicht eine andere Krankheit steckt: also eine Grippe, ein Tumor, eine Gehirnerschütterung. Medizinisch korrekt nennt man diese Form *sekundäre* Kopfschmerzen. Von *primärem* Kopfschmerz spricht man, wenn er selbst die Krankheit ist. Die Unterscheidung ist aber nicht ganz so eindeutig, und anfühlen kann es sich auch ziemlich gleich: Meine Fistel in der Hirnhaut und die verschiedenen Eingriffe dürften als neurobiologische Ursache zählen und waren damit für sekundären Kopfschmerz verantwortlich.

Als ich zum ersten Mal zu Doktor K. ging, war ich aber schon in die Klasse der primären Kopfschmerzen aufgerückt. Ich fiel unter Spannungskopfschmerz, hatte dazu noch neuropathische Schmerzen. Da gibt es eine Menge auseinanderzuhalten, dachte ich, weshalb ich mich bemühte, meinen Schmerz präzise zu unterscheiden. Ob er drückend war oder stechend, ob er plötzlich und heftig auftrat und dann wieder verschwand, oder ob er stundenlang anhielt. Hätte ich das Glossar der *International Headache Society* schon gekannt, wären Begriffe wie lanzinierend, also kurz und stromstoßartig, oder drückend vorgekommen. Einen Begriff lernte ich schon durch den Befund aus S.: einschießende oder neuropathische Schmerzen und Gesichtsneuralgie, die sich als pochende Punkte an Stirn, Nase, Kinn und Wangenknochen ausdrückte. Notiert hatten die Ärzte: Kombinationskopfschmerz, kurz KKS.

Die einschießenden Schmerzen hatten mit dem Trigeminusnerv zu tun, der sich in drei Ästen über unser Gesicht erstreckt. Im Englischen spricht man sprachverwirrend auch von *tic douloureux*. Die Definition, was neuropathische Schmerzen sind, füge ich hier nur der Vollständigkeit halber ein, denn sie ist mir bis heute größtenteils unverständlich: «Schmerz durch eine nichtinflammatorische Dysfunktion des peripheren oder zentralen Nervensystems ohne Nozizeptorstimulation oder Trauma». Ich kann da nur sagen, es fühlt sich nicht gut an, wenn so eine Dysfunktion durch den Kopf flitzt.

Um neuropathische Schmerzen zu behandeln, wird mit Nerven einiges angestellt: Es wird massiert, eingefroren, oder es werden lähmende Gifte gespritzt. Vorübergehend hilft das, aber der Schmerz kann auch wiederkommen. Dann wird im Extremfall der Nerv durchtrennt, was dazu führt, dass man keine Empfindungen mehr im Gesicht hat. Und selbst dann kann der Schmerz zurückkommen. Deshalb geht man davon aus, dass die Ursache im Hirnstamm verborgen ist, wo der Trigeminusnerv seinen Ursprung hat: Normale eintreffende Reize führen dort zu einer explosionsartigen Reaktion. Dies ist aber auch nur eine Theorie.

Meine neuropathischen Schmerzen erfüllten brav alle Kriterien: starke Intensität, scharf, oberflächlich, stechend, den Bruchteil einer Sekunde oder bis zu zwei Minuten dauernd, es gab ein stereotypes Muster. Das Mittel der Wahl war Lyrica, Wirkstoff Pregabalin, eine Vorstufe eines Antiepileptikums, das erst wenige Jahre zuvor zur Behandlung von neuropathischen Schmerzen zugelassen worden war. Die Aufzählung der Nebenwirkungen ist die längste, die ich bis dahin gelesen hatte. Ich würde sagen, es ist ein nicht im engeren Sinne gutverträgliches Medikament, besonders anfangs, wenn man die Dosis langsam steigert. Mir ging das aber zu langsam, ich erwartete eine sofortige Besserung und nahm deshalb gleich am zweiten Tag ohne Rücksprache die doppelte Menge. Was auch immer das Medikament in meinem Körper tat, es tat es mit großer Konsequenz. Ich konnte mich kaum noch bewegen, lag völlig komatös auf dem Bett. Es ist durchaus sinnvoll, sich an die Vorgaben des Arztes zu halten, falls es daran irgendwelche Zweifel gegeben haben sollte.

Was genau Pregabalin im Falle von Schmerzen tut, weiß man nicht, nur so viel: Es hemmt die Produktion von Neurotransmittern wie Glutamin oder Noradrenalin und damit das Erregungspotenzial in den Nerven. Ich sollte Lyrica fast anderthalb Jahre einnehmen, einige Zeit auch die erlaubte Höchstdosis von 600 mg pro Tag. Vermutlich hat es geholfen, in den Unterlagen fand ich einen Eintrag, dass ich nach sechs Wochen eine Besserung von 20 Prozent angegeben habe. Aber ich war auch froh, als ich die Dosis reduzieren konnte, bis ich es ganz absetzte. Obwohl ich nach der anfänglichen Schlappheit selbst nicht viele Nebenwirkungen spürte, war mir nie ganz wohl dabei.

Heute gehört Lyrica immer noch zu den umsatzstärksten Medikamenten weltweit (drei Milliarden US-Dollar setzte der Pharmakonzern Pfizer damit jährlich um, im Sommer 2014 lief allerdings das Patent aus), aber seine Wirkung bei neuropathischen Schmerzen wird inzwischen angezweifelt und vor einem hohen Suchtpotenzial gewarnt. Ob es also immer noch das Mittel der Wahl ist, kann ich nicht sagen. Aber die Medikamente für neuropathische Schmerzen und Trigeminusneuralgien sind alle aus der Gruppe der Antiepileptika oder Antidepressiva. Und in einschlägigen Foren wie *Headbook.me* kann man nachlesen, dass es immer noch zum Einsatz kommt. «Es hat sich bewährt», so werden viele Ärzte argumentieren.

Doch es gab eben nicht nur einen Schmerz in meinem Kopf. Da waren nicht nur diese Blitze, die mich quälten, ein Stahlband legte sich immer häufiger und anhaltend um Schläfe und Hinterkopf. Es ist die häufigste Form, Kopfschmerz vom Spannungstyp. Die Definition lautet: Kopfschmerzen mit multifaktorieller Ursache im Bereich des gesamten Kopfes mit drückendem, ziehendem, jedoch nicht pulsierendem Charakter. Die Intensität ist leicht bis mittel und wird nicht durch körperliche Anstrengung verstärkt.

In den Ratgebern, die ich zur Hand nahm, fand ich meist viele Seiten über Migräne, die häufig zwei Drittel des ganzen Buchs ausmachten, und nur wenige Seiten über Spannungskopfschmerzen. Logisch ist das nicht, denn viel mehr Menschen leiden unter Spannungskopfschmerzen. In den meisten europäischen Ländern gab es dazu in den letzten Jahren Erhebungen. Für Deutschland speziell geistern viele Zahlen herum, mal ist von drei oder sieben Millionen Patienten mit Spannungskopfschmerzen die Rede, wenn man es drastisch mag, auch von 50 Millionen. In dem aktuellen Buch «Erfolgreich gegen Kopfschmerzen und Migräne» des

Neurologen Hartmut Göbel finden sich zwei Zahlen, die realistisch klingen. Demnach haben circa 25 Millionen Menschen in Deutschland regelmäßig Kopfschmerzen aller Typen, d.h. drei Tage im Monat. Unter chronischen Spannungskopfschmerzen leiden ungefähr zweieinhalb Millionen. Die Statistik für Migräne ist deutlich komplizierter. Aber es ist wohl davon auszugehen, dass ungefähr acht Millionen Deutsche die Kriterien für eine Migräne erfüllen. Gefühlt würde vermutlich jeder sagen, dass mehr Frauen als Männer Kopfschmerzen haben und sie mit dem Alter zunehmen. Doch alle Untersuchungen zeigen bei Spannungskopfschmerz weder einen Unterschied zwischen den Geschlechtern noch beim Alter.

Vielleicht sind Spannungskopfschmerzen zu selbstverständlich, und es bedarf deshalb keiner ausführlicheren Beschreibung. Vielleicht sind sie auch einfach nur langweilig. Bevor ich erklären kann, welche Art von Kopfschmerzen ich habe, kommt meist schon die Nachfrage, ob es sich um Migräne handelt. Eigentlich ist es weniger eine Nachfrage, eher eine Feststellung. Migräne ist irgendwie eine richtige Krankheit. Migräne liegt in den Genen, oft leiden mehrere Generationen einer Familie daran, Migräne hat mit entzündeten Blutgefäßen in der Hirnhaut zu tun, Migränepatienten haben besonders sensible Nerven, und inzwischen hat man im Hirnstamm eine Region ausgemacht, die für die Attacken verantwortlich ist: der «Migräne-Generator». Dazu kommen die Attacken selbst: die Aura aus Blitzen und Farben vor den Augen, die Übelkeit, die Tage, wo sich der Betroffene im Bett verkriecht. Der Migräniker muss aufpassen, was er isst oder ob er genug Schlaf bekommt, denn der Anfall kann durch sogenannte Trigger ausgelöst werden.

Migräne ist eine richtige Krankheit und nicht bloß ein Stechen im Kopf. In der Medizingeschichte wurde Migräne häufig nah an die Epilepsie oder Hysterie gerückt, und nicht zuletzt sind es die prominenten Persönlichkeiten, die unter Migräne litten oder leiden, die der Krankheit selbst eine besondere Aura verleihen: Kant, Heine, Nietzsche und Freud.

Weil Migräne so viele Rätsel aufgibt, konnte Oliver Sacks auch ein 500 Seiten dickes Buch darüber schreiben. Dass dieses Buch in vielerlei Hinsicht nicht in die Jahre gekommen ist oder gänzlich überholt wäre, zeigt, wie außergewöhnlich und mutig es war. Als es 1970 herauskam, gab es solche Bücher nicht. Bücher, die eine damals kaum ernst genommene Krankheit in den Mittelpunkt stellten, die Geschichten von Patienten zusammenfassten, die schlau und fachkundig, aber verständlich erklärten. Mich beeindruckte aber noch etwas an Oliver Sacks. Er hatte dieses selten feine Gespür für jene Grenze, wo die Welten der Gesunden und der Kranken auseinanderdriften, und er besaß immer schon die Demut, sich nicht im Besitz der Lösung zu wähnen. Gleich auf der ersten Seite schreibt er: «Ein Patient, der ‹Migräne› gelesen hat, ist nicht geheilt, doch zumindest weiß er, woran er leidet und was es bedeutet, und braucht keine Angst mehr zu haben.»

Auch wenn Spannungskopfschmerzen nicht ganz so glamourös sind, so wollte ich doch genau das: wissen, woran ich leide, und keine Angst mehr haben. Also las ich viel darüber und fand in der Fachliteratur, dass Kopfschmerzen vom Spannungstyp grob in drei Formen unterschieden werden:

- seltener episodischer Kopfschmerz, der höchstens einmal im Monat auftritt;
- häufiger episodischer Kopfschmerz mit zwischen 12 und 180 Schmerztagen pro Jahr und
- chronischer Kopfschmerz, wenn er an über 180 Tagen im Jahr auftritt.

Episodischer Kopfschmerz fühlt sich so an: pressend, ziehend, beißend, aber nicht pulsierend wie bei der Migräne; er kann drückend sein, im Nacken oder an den Schläfen beginnen. Die Schmerzen sind leicht bis mittelstark und können von einer halben Stunde bis sieben Tage dauern. Sie treten beidseitig auf, an jeder Stelle des Kopfes. Ansonsten tun sie nichts weiter: Es wird einem nicht schlecht davon, man muss sich nicht übergeben, und wenn man sich bewegt, werden sie nicht schlimmer. Im Gegensatz zur Migräne fehlen meist Trigger, also Auslöser.

In der chronischen Form ist es nicht viel anders, allerdings sind die Schmerzen dauernd da. So war es letztlich bei mir. Es gab keine schmerzfreien Episoden, sondern acht bis zwölf Stunden am Tag, sieben Tage die Woche.

Früher dachte man, die Beschwerden gingen auf eine Verspannung der Nackenmuskulatur zurück, deshalb der Begriff «Spannungskopfschmerz». Aber das trifft nur auf die Hälfte der Kranken zu. Heute vermutet man, dass es sich bei den Verspannungen eher um ein Begleitsymptom handelt und nicht um die Ursache. Deshalb gab es auch ein paar andere Bezeichnungen wie Stressabhängiger Kopfschmerz, Muskelkontraktionskopfschmerz oder Konversionskopfschmerz. Doch das alles führte anscheinend nicht weiter, sodass man bei der Spannung geblieben ist.

Dieser Kopfschmerztyp hat ein Sammelsurium von Ursachen. Er kommt vom Stress und zu viel Kummer, von einer schlechten Lebensführung und zu wenig Ausgleichsport, von verspannten Muskeln rund um den Kopf oder verdrängten Eheproblemen. Der eine trinkt zu wenig Wasser, der andere neigt zu Perfektionismus, und beide haben Kopfschmerzen. Eine wissenschaftliche Erklärung, warum wir diese Form von Kopfschmerzen haben, gibt es bisher nicht. Eigentlich müsste jeder Arzt, wenn ein Patient ihm von Spannungskopfschmerzen erzählt, erst einmal sagen, dass man nicht weiß, was ihn auslöst, und man vorsichtig sein sollte, alles auf den Stress und das moderne hektische Leben zu schieben, wie es nicht selten in Zeitschriften geschieht, wenn es mal wieder an der Zeit ist für eine Titelgeschichte über Wohlbefinden.

Der Arzt könnte sagen, dass es sich um eine eigenständige Krankheit handelt. Dann wäre schon viel gewonnen. Denn die meisten Menschen gehen davon aus, dass es eine andere körperliche Ursache gibt, die Kopfschmerzen nur ein Symptom sind.

Weil sich keine eindeutigen Aussagen über die Ursachen von Spannungskopfschmerzen machen lassen, hat man überlegt, ob es grundsätzlich ein Problem des Schmerzmechanismus ist. Wenn das Gehirn alles steuert und wir einen Dauerschmerz spüren, dann muss etwas mit der Steuerung nicht in Ordnung sein.

Also begann man, sich die Komponenten anzusehen, die für die Steuerung notwendig sind. Die entscheidende Rolle übernimmt der Neurotransmitter Serotonin. Ist er aufgebraucht oder wird zu wenig davon produziert, so die These, kann der Schmerzfilter nicht mehr richtig arbeiten und die Reize werden ungebremst wahrgenommen. Warum es plötzlich zu wenig Serotonin gibt, kann wiederum viele Ursachen haben: Schlafmangel, Erschöpfung, psychosozialer Stress, Angst, Depressivität. Da es aber mehr Menschen gibt, die unter all diesen Dingen leiden, ohne Kopfschmerzen zu bekommen, kam man letztlich wieder zum Anfang: dass die Ursachen von Spannungskopfschmerz nicht klar zu benennen sind. Er ist durch Tests nicht eindeutig nachzuweisen, und bei einer Differenzialdiagnose wird er negativ beschrieben und somit über ein Ausschlussverfahren erfasst, also alles, was nicht vorkommt: keine Aura, keine Übelkeit, keine ausgeprägten Empfindlichkeiten gegenüber Lärm und Licht, keine Veränderung oder Einschränkung bei Bewegung.

«Bis heute gibt es keine wirklich überzeugende Theorie, die

alle Aspekte erklären würde, so wie es etwa bei vielen anderen chronischen Schmerzzuständen der Fall ist», sagt der Kopfschmerzexperte Professor Hans-Christoph Diener über Spannungskopfschmerzen. «Da somit ein wissenschaftlicher Zugang fehlt, ist auch die Therapie im Vergleich zur Migräne sehr viel schlechter.» Das klingt für einen Menschen, der unter Spannungskopfschmerzen leidet, erst einmal niederschmetternd. Mir kommt es so vor, dass genau in der fehlenden Theorie und den daraus entstehenden Schwierigkeiten bei der Behandlung auch die Ursache dafür liegt, dass es zwischen Arzt und Patient manchmal so schwierig ist. Beide sind genervt – der Patient, weil eine Therapie nicht wirkt, und der Arzt, weil er es auch nicht so genau weiß. Ich war damals bereit, die verlangte Disziplin aufzubringen, aber trotzdem konnte auch ich nicht immer meine Enttäuschung verbergen oder unterdrücken. Also zweifelt man am eingeschlagenen Weg und sucht nach Alternativen. Die dramatische Folge: Doctor-Hopping.

Eigentlich dürfte ich heute nicht mehr einfach von Kopfschmerzen reden, tue es aber trotzdem, denn irgendwie ist es mir meist zu anstrengend, so weit auszuholen: Begrifflichkeiten und Ursachen erklären, dann noch Statistiken erläutern und Vorurteile richtigstellen. Aber ich fände es schon toll, wenn es für mein Kopfweh eine eigene Kategorie geben würde. Vielleicht mit einem komplizierten Namen und einer sehr bedrohlichen Ausstrahlung. Aber das kann noch kommen, die Zahl unterschiedlicher Kopfschmerzarten wächst schließlich rasant weiter.

Ein unangenehmes Gefühlserlebnis

Schmerz besteht aus blendend hellen Momenten und undurchdringlicher Finsternis. Schmerz ist ein Stein und eine Feder. Schmerz verspricht uns das Blaue vom Himmel und dass er vorüberzieht. Schmerz riecht nach Säure und Honig. Schmerz teilt sich in Tage, Stunden, Minuten. Schmerz ist alles und immerzu. Schmerz ist zu viel und zu wenig. Er kommt und vergeht. Schmerz ist Spannung und Langeweile. Schmerz ist alt und immer neu. Er ist Warnung und Überfall zugleich. Schmerz macht blind. Schmerz sieht man mit dem Herzen. Schmerz ist ein Fleck im Gehirnscan.

Eine erste Antwort auf die Frage, was Schmerzen sind, fand ich bei der *International Association for the Study of Pain*. Nach jahrelangen Diskussionen hatte man sich dort 1993 auf folgende Definition einigen können: «Schmerz ist ein unangenehmes Sinnes- oder Gefühlserlebnis, das mit tatsächlicher oder potenzieller Gewebeschädigung einhergeht oder von betroffenen Personen so beschrieben wird, als wäre eine solche Gewebeschädigung die Ursache.»

Das war vorsichtig formuliert und versuchte, nichts außen vor zu lassen. Ich hatte in der Tat den Eindruck, dass mein Schmerz unangenehm war, doch das half mir nicht weiter. Schließlich war es lediglich eine Beschreibung und sagte nichts darüber, was in unserem Körper vorgeht, wenn wir Schmerzen empfinden, was dieses *Sinneserlebnis* ist.

Sinne kannte ich aus der Schule, Biologieunterricht, Mittelstufe. Da lernt man, wie Hören, Sehen, Riechen, Fühlen und Schmecken geht. Wir brauchen all diese Sinne, um uns in der Welt zu orientieren. Manchmal bereiten sie einem Vergnügen, weil etwas gut schmeckt, manchmal fröstelt man, weil es kalt geworden ist. Ich kann mich noch daran erinnern, wie Hornhaut, Linse, Netzhaut, Nerv den Apparat bilden, mit dem wir die Welt sehen. Selbst die Stäbchen und Zapfen, jene Rezeptoren, die das Licht auffangen, könnte ich noch zeichnen. Im Vergleich dazu ist der Schmerz ein hässliches Entlein, über ihn redet niemand, keiner mag ihn. Dabei markiert er eine wichtige Grenze: Ist etwas zu scharf, empfinden wir Schmerz, ist es zu kalt und drohen uns die Zehen abzufallen, spüren wir große Pein. Immer wenn uns etwas bedroht, schaltet sich der Schmerz ein.

Doch weil sich niemand so richtig gern mit Schmerzen beschäftigt, denken die meisten von uns darüber wie vor fast 400 Jahren. René Descartes' Vorstellung von Schmerz hat sich dabei mindestens so sehr in unseren Köpfen festgesetzt wie sein «Ich denke, also bin ich». 1662 schrieb er in der «Abhandlung über den Menschen», dass Schmerz als Reiz über Nervenbahnen ins Gehirn geleitet werde, als zöge man am Seil einer Glocke. Das war mit den damaligen Mitteln durchaus richtig beobachtet. Wir schneiden uns mit dem Messer in den Finger, und dann klingelt es im Gehirn, wir spüren einen beißenden Schmerz. Das Gehirn gibt den Befehl: Zieh den Finger weg, halte ihn hoch, stoppe die Blutung.

Das Gute an Descartes' Theorie war, dass sie nicht an der Oberfläche blieb, sondern im Inneren des Körpers nach Erklärungen suchte. Sie war modern, weil sie keine Götter oder bösen Geister hinter dem Schmerz vermutete, sondern einen physiologischen Mechanismus.

Richtig viel erklären konnte man damit aber nicht. Trotzdem hielt sich diese Vorstellung auch unter Biologen, Naturphilosophen, Physiologen und Ärzten lange. Man ging davon aus, dass es spezifische Nerven für die Schmerzwahrnehmung gibt, die an einem bestimmten Ort im Gehirn enden – also in einem Zentrum für Schmerz. Diese Theorie wurde von dem deutsch-österreichischen Physiologen Max von Frey Ende des 19. Jahrhunderts verfeinert. Er nannte sie «Spezifitätslehre» und untersuchte Hautpunkte, die für Schmerz zuständig zu sein schienen.

Dass diese Theorie nicht sehr weit führte, kann sich auch ein Laie vorstellen. Warum sind manche Temperaturen angenehm und andere furchtbar schmerzhaft? Wird das Wasser unter der Dusche zu heiß, springen wir automatisch aus der Gefahrenzone. Warum reagieren wir auf so unterschiedliche Reize wie Wärme, Kälte, Schärfe, Druck mit Schmerz? Wenn diese Einflüsse nur über spezifische Nervenbahnen an das Gehirn geleitet werden, dann müsste dort irgendeine Instanz sein, die diese Informationen auswertet und verbindet. Scheint irgendwie zu kompliziert, denn beim Schmerz muss es auch im Gehirn schnell gehen.

Deshalb begann ein Berliner Arzt mit Kaiser-Wilhelm-Bart, Alfred Goldscheider, über die Stimulation von Nervenzellen zu forschen. Seine Leitidee begründete die zweite Schule der Schmerztheorien: Nicht die Rezeptoren sind verschieden, sondern es hängt von der Art des Reizes und der Intensität des Reizes ab, ob wir Schmerz empfinden.

Egal, welcher Idee man anhing, Descartes' spezifische Schmerznervenbahnen oder unterschiedliche Reizstärken, am Ende kamen alle auf denselben Gedanken: Wenn es keinen anderen Weg mehr gab, wirkungsvoll gegen Schmerzen vorzugehen, durchtrennte man am besten das Seil, das zur Glocke führt. Dann konnte es nicht mehr weh tun. Klang logisch, nur der Schmerz spielt da nicht mit.

Den nächsten Schritt machte 1943 der Neurochirurg William K. Livingston mit seiner zentralen Summationstheorie. Dabei ist eine bestimmte krankhafte Stimulation von Sinnesnerven für den Schmerz verantwortlich. Der niederländische Neurochirurg Willem Noordenboos schließlich verfolgte mit seiner sensorischen Interaktionstheorie (1959) einen ähnlichen Ansatz. Ein Reizkontrollsystem verhindert demnach, dass sich sensorische Reize summieren, aber wenn das System der peripheren sensorischen Nervenfasern durch Erkrankung oder eine Verletzung, wie den Schnitt in den Finger, gestört wird, bildet sich ein Schmerzsyndrom aus, ein Muster, das vom Gehirn als Schmerz interpretiert wird.

Heute weiß man, dass an Nervenenden sogenannte Nozizeptoren für das Empfinden von Schmerz verantwortlich sind. Sie reagieren auf Druck, Hitze, Kälte, Verletzungen. Wenn eine gewisse Schwelle überschritten wird, werden sie aktiv und warnen uns vor einer Gewebeschädigung. 80 Prozent aller Nervenfasern außerhalb des Gehirns und des Rückenmarks sind Teil des Systems der Schmerzwahrnehmung. Deshalb ist es durchaus sinnvoll zu fragen, warum wir nicht fortwährend Schmerzen empfinden, bei einem so ausgeprägten und umfassenden System.

Ein Grund liegt darin, dass etwa ein Drittel der Nozizeptoren erst aktiv wird, wenn ihre Kollegen schon genügend Botenstoffe ausgeschüttet haben, was zum Beispiel bei einer Entzündung oder einer Verbrennung geschieht. Nozizeptoren produzieren ihrerseits wieder Neuropeptide, die für den Schmerzmechanismus wichtig sind. Die bekanntesten sind die Endorphine. Die Mysteriöse unter ihnen heißt Substanz P. Substanz P klingt, als hätte man sich beim Namen keine Mühe geben wollen. P steht für *powder* und nicht wie häufig fälschlicherweise behauptet wird für *pain* wie Schmerz. Substanz P führt dazu, dass die Blutgefäße erweitert werden (Rötung), und sensibilisiert die Nervenzellen im Rückenmark. Dann wird ein Kreislauf in Gang gesetzt, der über das Rückenmark schließlich unser Gehirn informiert und dort als Schmerz bewusst wird.

Ich hatte nicht damit gerechnet, dass es sich bei Schmerz um ein ausgesprochen theoretisches Problem handeln würde, mit ungelösten Widersprüchen, vagen Vermutungen und reichlich Fragen. Vor etwas mehr als fünfzig Jahren ändert sich das allerdings. Damals entwarfen der Psychologe Ronald Melzack und der Neurophysiologe Patrick Wall schließlich jenes Modell, das bis heute den größten Einfluss hat: die Gate-Control-Theorie.

Melzack und Wall traten noch mal einen Schritt zurück, um einige grundlegende Probleme zu betrachten, die immer wieder im Zusammenhang mit Schmerz auftauchten und die bis dahin nicht erklärt werden konnten. Ihre Theorie sollte besser sein, und sie gingen erst einmal davon aus, dass die Beziehung zwischen Schmerz und Verletzung höchst variabel ist. Ein einleuchtendes Beispiel dafür ist immer der Soldat, der eine schwere Schusswunde hat, aber den Schmerz erst spürt, nachdem er sich und seinen Kameraden in Sicherheit gebracht hat.

Melzack und Wall fragten sich aber auch, wie es umgekehrt dazu kommt, dass ein ganz harmloser Reiz höllische Pein verursacht oder Schmerz auch weiterbestehen kann, nachdem die Verletzung verheilt ist. Wie lässt sich erklären, dass der Ort des

Schmerzes manchmal nicht identisch mit dem Ort der Verletzung ist oder die Art und der Ort des Schmerzes sich mit der Zeit verändern? Von Beginn an war ihnen bewusst, dass sie diese Fragen nur klären konnten, wenn sie davon ausgingen, dass Schmerz eine physiologische und eine psychologische Dimension hat.

Melzack und Wall folgten der Verletzung von der äußeren Wunde in die Tiefen des Körpers. Von der Peripherie verlagerten sie ihre Forschung ins Zentralnervensystem und zeigten, dass dort ständig Informationen gefiltert, verändert und ausgewählt werden.

Das letzte Puzzlestück für ihre Theorie lieferten die beiden 1965 in einem Artikel mit der Überschrift: «Pain Mechanisms: A new theory». Sie hatten ein Tor entdeckt. An einer Stelle am Rückenmark – dem Hinterhorn – treffen zwei Nervenfasern aufeinander: Adelta- und C-Fasern. Während die C-Fasern den Schmerzreiz weiter ans Gehirn leiten, können die dickeren Adelta-Fasern dies unterbinden. Also die einen öffnen ein Tor, die anderen verschließen es wieder: die Gate-Control-Theorie war geboren.

Das Hinterhorn fungiert dabei als eine Art Stellwerk. Der Botenstoff Glutamat überträgt die Erregung der peripheren Nervenfaser auf das Rückenmark. Hier scheint nichts festgeschrieben zu sein, sondern alles agiert je nach Situation und Zustand. Ein gegebener Reiz, wie z.B. eine Berührung, die wir normalerweise als angenehm interpretieren, kann in bestimmten Fällen auch eine intensive Schmerzempfindung auslösen. Wenn alles normal ist, kann im Hinterhorn zwischen Schmerz und einfachem Streicheln leicht unterschieden werden; sollten wir uns aber in einer Extremsituation befinden, etwa bei einem Autounfall, kann das System auch dafür sorgen, dass wir erst einmal nichts spüren. Und leider geht das auch umgekehrt: Ist das System besonders aktiv, werden schon kleinste Verletzungen als schmerzhaft empfunden. Bei chronischen oder neuropathischen Schmerzen liegt so eine Veränderung vor, sodass das gesamte System zusammengebrochen ist.

Die Torkontrolle findet aber nicht nur im Rückenmark statt, wie Ronald Melzack und Patrick Wall anfänglich vermutet hatten. Auch weiter oben, im Zwischenhirnbereich und in der Hirnrinde, werden die Reize weiterverarbeitet, bevor wir sie überhaupt als Schmerz registrieren können. Auch hier arbeiten wieder Botenstoffe daran, diesen Reiz zu blockieren. Erst wenn ein kritischer Wert überstiegen wird, schalten sich weitere Areale im Gehirn dazu, und wir empfinden Schmerzen.

Ein halbes Jahr nach meiner Diagnose chronischer Kopfschmerz las ich im *ZEITmagazin* ein Interview mit dem Schmerzexperten Walter Zieglgänsberger. Er hatte sich wie Melzack und Wall ein Leben lang mit der Komplexität von Schmerz beschäftigt. Noch Ende der 1980er Jahre, so erzählt er, wollten die wenigsten etwas über seine Experimente wissen und kaum jemand mochte seiner Überlegung folgen, dass Schmerz nicht im Körper, sondern im Gehirn entsteht. «Damals wollte das keiner glauben. Alle dachten, Schmerz sei nichts weiter als Nachricht von einer Verletzung, und je schlimmer die Verletzung, umso größer der Schmerz. Was ich erzählte, förderte nicht unbedingt meine Karriere.» Hartnäckig suchte er nach einer Antwort auf die immer noch nicht beantwortete Frage: Warum fühlen wir Schmerzen, obwohl es keine Wunde gibt oder die Verletzung längst geheilt ist? Der Reiz an den Nozizeptoren und die Verarbeitung am Rückenmark konnten nur ein Teil der Erklärung sein.

Zieglgänsberger ging von einem verflochtenen System aus und nannte es die Schmerzmatrix (bei Melzack und Wall hieß es ab den 90er Jahren Neuromatrix): Schafft es der Schmerzreiz bis ins Gehirn, sind gleich mehrere Regionen für seine Verarbeitung zuständig. In der Großhirnrinde werden Sinneseindrücke wie Hitze, Kälte, Berührung verarbeitet, im limbischen System wird der Reiz auf der Gefühlsebene bewertet, und im präfrontalen Cortex, wo wir Gedächtnisinhalte abspeichern, werden der Reiz und seine emotionale Bewertung schließlich verknüpft. Erst dann haben wir Schmerzen. In einem anderen Abschnitt des Stirnhirns wird schließlich entschieden, wie mit dem Schmerz umzugehen ist, und dort werden dann körpereigene Schmerzmittel wie Endorphine gebildet.

Adelta, Schmerzmatrix, Endorphine, limbisches System – klingt toll, aber böse Zungen behaupten, dass die gesamte Forschung den Schmerzpatienten wenig gebracht hat. Ich sehe das anders und glaube, dass in diesen Theorien irgendwo der Schlüssel liegt, Schmerzen zu lindern. Aber wenn mich der Schmerz komplett in seiner Hand hat, dann denke ich gern an den englischen Arzt Peter Latham. Schon vor 150 Jahren hat auch er mit der Frage gerungen, was Schmerz ist, um am Ende bei folgendem Ausspruch zu landen: «Lassen Sie uns bei Schmerz einfach von Schmerz sprechen.»

Zu selten, zu spät, zu wenig

Einmal erzählte mir jemand, er habe noch nie in seinem Leben ein Aspirin oder Ähnliches genommen. In seiner Stimme schwang Stolz mit. Auch ich dürfte bis zu meinem 36. Lebensjahr insgesamt nicht mehr als eine Packung Schmerzmittel aufgebraucht haben. Selbst wenn ich nach einer Zahnoperation oder bei Grippe eine Tablette schluckte, empfand ich das nie als notwendig. Es wäre bestimmt auch ohne gegangen. Laut Statistik sind wir beide, mein Bekannter und ich, ein Ding der Unmöglichkeit. Pro Jahr werden in Deutschland drei Milliarden Einzeldosen genommen, was umgerechnet bedeutet, dass jeder Deutsche, Kinder eingeschlossen, 37 Mal im Jahr eine Schmerztablette nimmt. Statistik und gefühlte Wahrheit, so viel sollte ich im Laufe meiner Recherche zu Schmerzmitteln lernen, liegen weit auseinander.

Vermutlich gehörte der Bekannte auch nicht zu jener Gruppe, die unter der sehr seltenen Krankheit CIPA leidet. Vielleicht 100 Menschen auf der ganzen Welt sind davon betroffen und sterben meist früh, weil sie durch einen genetischen Defekt keine Schmerzen empfinden können und sich immerzu verletzen. Solche Fälle behandelt der Serien-Arzt *Dr. House*. Doch gerade in den letzten Jahren entdeckte sie die Pharmakologie. Sie sollen nämlich helfen, jene Wunderpille zu finden, die alle Schmerzen verschwinden lässt. Solange es diese nicht gibt, bleibt es wohl für die Mehrheit der Bevölkerung bei Aspirin, Paracetamol, Diclofenac oder Novalgin. Tut irgendwo im Körper etwas weh, rät der Arzt dazu oder man behandelt sich gleich selbst damit, weil es sie rezeptfrei in der Apotheke gibt. Doch was sie genau im Körper machen, darüber wissen wir wenig.

Zwei Schweden und ein Engländer erhielten 1982 sogar den Nobelpreis für Medizin, weil sie herausgefunden hatten, wie Aspirin wirkt. Der Engländer John Robert Vane hatte bereits zehn Jahre früher zeigen können, dass das Hormon Prostalglandin bei Schmerzzuständen und Entzündungen eine entscheidende Rolle spielt und Aspirin genau dessen Produktion verhindert. Damals war Aspirin schon über 70 Jahre alt und eines der erfolgreichsten Schmerzmittel überhaupt. Vermutlich hat auch sein Erfinder nicht gewusst, was er tat, als er am 10. August 1897 zwei Substanzen in ein Reagenzglas kippte und Acetylsalicylsäure dabei herauskam. Felix Hoffmann war Chemiker bei Bayer und ist heute lange vergessen, obwohl er gleich ein paar Tage nach der Erfindung von Aspirin im selben Labor ein Hustenmittel namens Heroin zusammenmischte. Was er jedoch wusste, war, dass sein Vater unter starkem Rheuma litt und seine Schmerzen mit Salicylsäure behandelte. Das schmeckte widerlich und verursachte allerlei Nebenwirkungen. Weil er die Leiden jahrelang miterleben musste, experimentierte er herum. Seine Entdeckung kam nicht aus dem Nichts. Schon einige Jahrzehnte vorher hatten Apotheker, Mediziner, Chemiker in ihren Laboren Extrakte aus der Weidenrinde – Salicylsäure –

gekocht, weil sie hofften, ein Mittel zu finden, das gegen Schmerzen hilft. Seit Hippokrates wusste man um die lindernde Wirkung der Weidenrinde.

John Robert Vane beschäftigte sich zuerst nicht mit Aspirin, sondern erforschte den biochemischen Prozess in einer Wunde. Die dort ausgeschütteten Prostalglandine sorgen dafür, dass es erst rot (Entzündung) und dann Flüssigkeit produziert (Schwellung) wird. Uns hilft die rote, geschwollene Stelle, denn wir werden vorsichtiger und versuchen, sie vor weiterem Ungemach zu schützen. Prostalglandine machen aber auch die Nervenenden empfindlicher, sodass sie leichter den Reiz (Schmerz) weiterleiten können. Aspirin hemmt das Enzym Cyclooxygenase (COX) und vermindert wie gesagt die Ausschüttung von Prostalglandinen. Deshalb fällt Aspirin in die Gruppe der COX-Hemmer, die bei Verletzung mit einem langsamen, dauerhaften Schmerz helfen. Im Umkehrschluss bedeutet dies aber, dass sie nichts ausrichten, wenn keine entzündliche Reaktion vorliegt. Für sein Buch «Schmerz. Eine Biographie» zitiert der niederländische Journalist Sytze van der Zee eine Studie aus dem Jahr 2008: «Mehr als 50 Prozent aller Patienten mit neuropathischen Schmerzen bekamen zuerst Aspirin oder einen anderen NSAID (nichtsteroidalen Entzündungshemmer) verschrieben wie Ibuprofen, Diclofenac oder Naproxen – und das, obwohl NSAIDs bei dieser Form von Schmerz so gut wie wirkungslos sind.»

Wie frustrierend es ist, wenn Schmerzmittel nicht helfen, kann sich jeder vorstellen. Trotzdem kommt selten jemand mit dem Vorschlag, dass es am Medikament liegen könnte. Eher wird gesagt, das hilft nicht, weil Gene oder Allergien oder sonst etwas die Ursache sind. Dabei ist es meist einfacher: Das Schmerzmittel passt nicht zum Schmerz.

Doktor K. fragte mich bei unserem ersten Gespräch, was ich in den letzten Monaten an Schmerzmitteln genommen hätte. Nachdem die Fistel verschlossen worden war, hielt ich die Schmerzen einfach aus. So wie ich es mein Leben lang gemacht hatte. Der Neurologe hatte zu mehr Adventsplätzchen geraten, was mir lieber als Tabletten war. Aspirin oder Ibuprofen waren für mich nichts Harmloses, sie waren schlecht, machten die inneren Organe kaputt, und am Ende wurde man davon noch abhängig – so meine vorgefasste Meinung. Weil ich 51 Platinspiralen im Kopf hatte, besaß der Schmerz für mich auch das Recht, da zu sein. Mit der Einnahme einer Schmerztablette hätte ich ihm seine Legitimität genommen. Kein Schmerz ist illegal, kalauerte ich, und ließ die Monate verstreichen.

Erst als es schlimmer wurde und die Schmerzen dauerhaft, öffnete ich den Schuhkarton, der als Hausapotheke diente, und nahm eine Ibuprofen. Da dies nicht half, ließ ich es auch gleich wieder bleiben. Vielleicht ginge es ja mit ein paar Tropfen Novalgin? Schwindelnd sank ich in mir zusammen, aber am Schmerz änderte sich nichts. Dass ich einfach zu wenig genommen hatte, kam mir nicht in den Sinn. Ein paar Tage am Stück und alle paar Stunden hätte ich Tropfen oder Tabletten nehmen müssen, damit sich dauerhaft etwas bessern konnte. Aber noch war die Scheu vor Schmerzmitteln stärker als die Schmerzen. Viel zu spät, und als der Kopfschmerz nicht mehr für ein paar Tage verschwand und dann wiederkam, gab ich meine Abneigung auf. Doch da waren schon drei Monate vergangen.

Im Prinzip hatte ich damit die erste offizielle Stufe der Schmerztherapie übersprungen. Um zu verhindern, dass Schmerzen chronisch werden, setzt man vor allem die gängigen Schmerzmittel ein. Die Deutsche Gesellschaft zum Studium des Schmerzes (DGSS) fordert in ihrer Ethik-Charta, dass «eine wichtige Aufgabe der Schmerztherapie die adäquate Behandlung akuter Schmerzen und damit die Prophylaxe von chronischen Schmerzen ist». Das strukturelle Problem besteht laut DGSS darin, dass nach Operationen kein Schmerztherapeut zu Rate gezogen wird und die Ärzte schlicht keine Ausbildung in diesem Bereich erhalten. Mit mir sprach nach dem Coiling kein Schmerzspezialist, doch ohne Schmerzmittel schickte man mich auch nicht weg. Die Anweisung zur Einnahme lautet «bei Bedarf». Daran habe ich mich nicht gehalten, weil ich nicht wusste, was unter «bei Bedarf» genau zu verstehen ist und Ärzte sich anscheinend nicht vorstellen können, wie schwer es fällt, das richtige Maß zu finden.

Als eine Freundin am Knöchel operiert wurde und danach jammernd mit Eisbeutel und hochgelegtem Fuß auf dem Sofa saß, sagte sie mir, dass sie vorhabe, am nächsten Tag die Schmerzmittel mindestens zu halbieren oder gar nicht mehr zu nehmen. Auf die Frage, was sie denn täte, wenn es morgen noch genauso weh tun würde wie gerade, blickte sie mich verwundert an. Wie selbstverständlich war sie davon ausgegangen, dass der Schmerz weniger würde, obwohl sie vorher noch nie eine so komplizierte Operation gehabt hatte und, wie sie selbst sagte, mit einer «feinen Knochensäge» gearbeitet worden sei. Ihren «Bedarf» hatte sie nicht im Blick, nur das Ziel, möglichst schnell weniger Schmerzmittel zu nehmen.

Meine Freundin hätte nicht maßhalten sollen. Für Menschen mit akuten Schmerzen ist es nicht nötig, jede einzelne Dosis abzuwägen, sondern den Überblick zu behalten. Meist dürfte in wenigen Tagen oder Wochen alles ausgestanden sein. Über solch einen knappen Zeitraum können die Mittel nichts anrichten, und man erspart sich sehr viel unnötigen Stress, dem der Körper unter Schmerzen ausgesetzt ist.

Die gängigen freiverkäuflichen Schmerzmittel fallen ins

Schattenreich der Selbstmedikation. Das gilt ganz besonders für Kopfschmerzen. Niemand geht ihretwegen sofort zum Arzt, sondern erst mal in die Apotheke. Pro Jahr werden wegen Kopfschmerzen 200 Millionen Packungen an Schmerz- und Migränemitteln gekauft. Weshalb unter den bestverkauften Medikamenten zehn direkt mit Kopfschmerzen in Zusammenhang gebracht werden können. Dabei dürften viele Betroffene den Richtwert für die Dauer der Einnahme – nicht mehr als zehn Tage im Monat – überschreiten. Für mich heißt das, es gibt eine Menge Menschen, die unter einer Krankheit leiden, ohne professionelle Hilfe zu bekommen. Die sogar durch die Einnahme solcher Mittel krank werden. 30 Prozent der Dialysepatienten in Deutschland brauchen diese Maßnahme, weil sie mit Schmerzmitteln ihre Nieren geschädigt haben. 2000 Menschen sterben jährlich an den Folgen von Schmerzmitteleinnahme – das sind mehr als an Heroin. Und es gibt weitere gravierende Nebenwirkungen. Inzwischen weiß selbst der Laie, dass gängige Schmerzmittel außer die Nieren auch Magen und Leber schädigen. Menschen mit Magenproblemen wird von Aspirin abgeraten, doch wer auf Paracetamol (hier ist die Wirkungsweise bis heute im Dunkeln) ausweicht, kann Probleme mit der Leber bekommen.

Die meisten dieser Nebenwirkungen treten auf, wenn es entweder Vorerkrankungen oder eine extreme Empfindlichkeit gegenüber den Wirkstoffen gibt. Oder wenn sie über einen langen Zeitraum oder in einer zu hohen Dosis eingenommen wurden. Aber dann, so mein Gefühl, sind ganz andere Dinge im Argen, und man muss von Medikamentenmissbrauch sprechen und nicht mehr von Schmerzkrankheit. Wenn jemand über Monate Rückenschmerzen hat und keine Schmerzmittel nimmt, ist das ebenso falsch, wie wenn jemand jeden Tag fünfzehn Paracetamol schluckt und das ebenfalls über Monate.

Doktor K. verschrieb mir in unserer ersten Sitzung im Mai 2007 ein Schmerzmittel, das es nicht freiverkäuflich in der Apotheke gibt: Katadolon, Wirkstoff Flupirtin. Der Wirkstoff hemmt die Schmerzweiterleitung. Damit sollte der erste Versuch starten, die Spannungskopfschmerzen zu bekämpfen und über einen längeren Zeitraum eine Schmerzblockade hinzubekommen. Ich nahm vier Tabletten am Tag. Wenn ich morgens auf dem Weg zur Arbeit war, spürte ich eine erste Entspannung. Mehr nicht. Über den Tag gab es immer wieder diese Momente, die sich besser anfühlten, aber im Grunde änderte sich nicht viel.

Nicht nur bei mir war die Enttäuschung groß, auch Doktor K. hatte sich mehr versprochen. Wir stellten dann um, auf Katadolon als Retard-Tablette. So nahm ich schon am Morgen die tägliche Dosis von 400 mg, die dann über den Tag hinweg in meinen Körper abgegeben wurde. Damit ging es mir tatsächlich besser, aber nur ein kleines bisschen. Jeden Tag beobachtete ich den Verlauf der Schmerzen unter Einfluss verschiedener Zutaten von Lyrica und Katadolon. Millimeterpapier, wie man es früher für das Zeichnen von statistischen Graphiken benutzt hat, wäre wohl am geeignetsten gewesen, die Schwankungen festzuhalten. Mal fünf kleine Kästchen in die eine Richtung, dann wieder fünf oder sieben in die andere. Man hätte deutlich darauf gesehen, dass es keine schmerzfreien Tage gab und wenige Tage, wo die Linie mal ganz nach oben schoss oder sich der Nullachse näherte.

Gehofft habe ich aber jeden Tag, dass es am nächsten Morgen einfach vorbei sein würde und ich nie mehr Kopfschmerzen hätte. Bis heute verstehe ich nicht, warum ich mir nicht mehr schmerzfreie Stunden gegönnt habe. Einfach eine Tablette zum Abendessen, obwohl ich schon über die Tagesdosis war. Wen hätte es gestört? Doch so funktionierte ich nicht. Eine Überdosierung kam für mich nicht in Frage.

Die Monate vergingen, der Sommer kam, und zu der Schuhkarton-Apotheke gesellte sich eine zweite. Ich sortierte die Medikamente ein: ein Fläschchen Novalgin, dazu weiße Plastikstreifen, mal mit kreisrunden Auswölbungen, mal mit kapselartigen Erhebungen: Aspirin, Paracetamol, Katadolon standen dicht an dicht nebeneinander. Beipackzettel hielt ich mit einem Gummiband zusammen. In winzig kleiner Schrift waren hier Versprechungen und Warnungen festgehalten. Sollte ich den Karton rot anmalen und ein schlichtes weißes Kreuz auf der Mitte platzieren? Verbarg sich darin der Schlüssel zur Besserung oder war es die Büchse der Pandora? Am Ende war es nichts weiter als ein alter aussortierter Schuhkarton, und sein Inhalt war für mich schnell kein Heilsversprechen mehr. Mir ging es wie Felice Bauer, Kafkas Verlobter, die häufig Aspirin gegen ihre Kopfschmerzen nahm. Der verzweifelte Franz schrieb ihr schließlich: «... dann bin ich vielleicht bloß ein Narr, der Dir die Hände in Gedanken so oft an die Schläfen legt und seinen Küssen die Kraft wünscht, Dir alle Kopfschmerzen aus der grauesten Vergangenheit bis in Deine goldene Zukunft von der Stirne zu küssen.» Weder Aspirin noch Katadolon küsste mir die Schmerzen von der Stirn.

Wasserwelt

Es genügt mitunter, bei einem Wort einen Buchstaben auszutauschen, und schon hat man einen knackigen Satz, den sich jeder merken kann. Der Neurowissenschaftler und Schmerzforscher Walter Zieglgänsberger wiederholt gern den Ausspruch «Tango statt Fango», wenn es um den Umgang mit Schmerzen geht. Kranke Menschen neigen dazu, sich zu schonen, und das erst recht, wenn jede Bewegung weh tut. Logisch, dass sie dann irgendwann gar nichts mehr tun oder nur noch das gerade Notwendigste. Bis zum Masseur schafft man es noch, aber ein Abend auf der Tanzfläche scheint Lichtjahre entfernt. Denn schließlich scheint der Schmerz ziemlich unmissverständlich zu sagen, dass man nun mal bitte schön nicht rennen soll, nicht Fahrrad fahren, nicht klettern. Und Zähne zusammenbeißen geht halt auch nur für eine begrenzte Zeit.

Es muss vielleicht nicht Tango sein, aber ohne Bewegung geht es in der Schmerztherapie nicht. Wie heutzutage überhaupt niemand an den Heilkräften des Sports zweifelt. Unwillkürlich muss man an «Wer rastet, der rostet» denken. Noch so ein Buchstaben-Austausch-Merkspruch.

Doktor K. gehört nicht zu den Menschen, die es im Therapiegespräch auf Unterhaltsamkeit anlegen. Sachlich, konzentriert und ruhig waren die Gespräche mit ihm, und gerade anfangs war das für mich ungemein wichtig. Er strahlte eine Ernsthaftigkeit aus, die mir Halt gab. Ein flotter Spruch hätte womöglich das Gegenteil bewirkt. Ich hätte mich nicht wahrgenommen gefühlt. Bei meinem ersten Besuch redete Doktor K., noch bevor es um Medikamente ging, über jene Maßnahmen, die meine Lebensweise betreffen würden. Auch hier war vermintes Terrain, ein falsches Wort, und ich hätte es als Ermahnung empfunden. Ich gehöre zu den Menschen, die sich nicht gern ermahnen lassen. Abgesehen davon, dass sich die meisten Patienten in die Ecke gedrängt fühlen, wenn man ihre Lebensweise kritisiert. Deshalb sprach Doktor K. eher Empfehlungen aus.

«Sie sollten regelmäßig trainieren. Sie müssen sich nicht verausgaben oder einen Marathon laufen», riet er.

«Ist es denn egal, was ich mache: Laufen, Schwimmen, Radfahren?»

«Ja, es geht nur um die Bewegung.»

Bewegung oder gar Sport – daran hatte ich in den vorangegangenen Monaten keinen Gedanken verschwendet. Täglich zwölf Stunden Kopfschmerzen hatten dazu geführt, dass ich mich nur noch darauf konzentrierte, den Tag zu überstehen, und abends erschöpft auf dem Sofa zusammensank. Alles, was C. und ich mir zutrauten, waren Spaziergänge und längere Wanderungen am Strand, wenn wir ein paar Tage am Meer verbrachten. Ganz automatisch hatte ich mich eingeschränkt und darauf vertraut, dass weniger Unternehmungen und Schonung dem Heilungsprozess zuträglich wären. Doch Doktor K. erklärte, dass Ausdauersport in jedem Fall zu meiner Therapie gehöre. Ich grübelte noch über den richtigen Sport und hörte mit halben Ohr zu, wie C. die Gelegenheit nutzte, seine Fragen zu stellen.

«Das war alles so unglaublich anstrengend. Sollte man nicht auch über eine Kur oder Auszeit mit einem moderaten Sportprogramm nachdenken?»

Ich stutzte ein wenig. Das war also die Sicht von außen auf meinen Zustand. Gleichzeitig hatte ich sofort ein verführerisches Bild vor Augen: in einem schicken Sanatorium würde ich den ganzen Tag gute Luft atmen und an den Nachmittagen in Decken gehüllt auf einem Liegestuhl vor mich hin dösen. C. und ich rechneten fest mit einem zustimmenden Nicken von Doktor K., schließlich hatte er sich bisher als einfühlsam und geduldig gezeigt. Die Antwort fiel unmissverständlich aus.

«Nein.»

Auf unserer Seite des Schreibtisches: Schweigen.

«Tut mir leid. Bei der Schmerztherapie geht es darum, möglichst unter realen Bedingungen eine Verbesserung der Situation herzustellen. Mir ist schon klar, dass das kompliziert und anstrengend wird. Aber der Schmerz soll nicht zu Ihrem einzigen, das Leben komplett bestimmenden Thema werden. Daran müssen wir gemeinsam arbeiten. Sie werden sehr viel Geduld haben müssen.»

«Aber ich bin wirklich erledigt», entgegnete ich mit einer fast ersterbenden Stimme. Ich wollte diesen Arzt immer noch für mich gewinnen. Doch Doktor K. blieb ganz bei seiner Linie und erzählte mir davon, wozu eine Schonhaltung bei chronischen Schmerzen letztlich führt.

Die mangelnde Bewegung schafft jede Menge anderer körperlicher Probleme: Muskelabbau, Verspannungen, womöglich Gelenkschmerzen. Und je mehr man sich auf seine Schmerzen fokussiert, desto größer wird die Furcht vor ihnen. Damit wächst die Verzweiflung, weil man glaubt, der Situation niemals die Stirn bieten zu können. Der Knackpunkt, so Doktor K., bestehe darin, dass man anfängt, viele Dinge zu vermeiden, um sie dann als einen Auslöser für die Schmerzen zu betrachten und sie erst recht zu unterlassen. Die Freudlosigkeit eines solchen Lebens war in seinen Sätzen förmlich zu greifen. Ich bekam eine Ahnung davon, dass ich mit dem Vermeiden bereits angefangen hatte. Die Liste meiner persönlichen Befürchtungen wuchs mit jedem Tag: Ich glaubte, Treppensteigen könne meinen Blutdruck hochschnellen lassen und damit Kopfschmerzen verursachen; ein Einkauf im Supermarkt erschien mir unter all den Menschen zu anstrengend, auf einem Konzert war die Musik zu laut, im Restaurant würde ich mich nicht mal kurz hinlegen und die Augen für einen Moment schließen können.

Na toll, dachte ich, mir brummt nicht nur unentwegt der Schädel, ich würde mich wie eine entfernte Großtante wohl zukünftig von Wehwehchen zu Wehwehchen hangeln und polymorbide Rekorde aufstellen. Irgendwann würde mich mein Weg dann zu den «Anonymen Kopfschmerzkranken» führen, und meine Rede finge an mit: «Mein Name ist Birgit. Ich habe seit 18 Jahren und 9 Monaten Kopfschmerzen. Ich habe meine Arbeit schon vor vielen Jahren verloren, meine Familie habe ich verlassen, weil ich eine Zumutung war. Ich bin am Ende.» So richtig am Boden konnte ich allerdings nicht sein, wenn für solche Gedanken neben den Schmerzen noch genug Platz in meinem Kopf war.

C. zog seine eigenen Schlüsse aus den neuen Informationen. Für ihn waren sie insofern entscheidend, weil er sich nun nicht mehr in der Rolle des kümmernden Angehörigen sah, sondern seine Aufgabe vielmehr darin bestand, mit mir einen möglichst normalen Alltag zu leben.

Doktor K. lenkte das Gespräch wieder auf den Sport.

«Ausdauersport hilft bei chronischen Schmerzen. Warum das so ist, weiß man allerdings noch nicht. Bisher gibt es wenige wissenschaftliche Untersuchungen zu dem Phänomen.»

Als er diese Aussage machte, war das tatsächlich der aktuelle Stand. Auch heute, fast zehn Jahre später, ist man nur ein kleines Stück weiter. Man beginnt gerade erst zu verstehen, wie Schmerz und Bewegung zusammenhängen und aufeinander reagieren. Inzwischen weiß man, dass Sport Osteoporose vorbeugt. Die Arbeit der Muskeln wirkt auf den Knochen, er baut dadurch neue Substanz auf. Ähnlich gute Wirkung erzielt Bewegung beim Herzen, bei zu hohem Blutdruck, Diabetes. Auch bei Krebs, sagt man, könnte Sport vorbeugend wirken. Entweder weil Übergewicht reduziert wird und damit ungesundes Bauchfett, das Hormone speichert, die an anderer Stelle im Körper zu ungünstigem Zellwachstum führen können. Oder weil sich durch den Ausdauersport auch die Erbsubstanz repariert. Und dass beim Sport Dopamin und Serotonin ausgeschüttet werden, gehört inzwischen zum Allgemeinwissen. Sie steigern Konzentration und Denkfähigkeit, wirken gut gegen Schlafstörungen, Niedergeschlagenheit und Depression. Bei manchen ersetzt der Sport sogar die Tabletten. Das liegt an körperlichen Prozessen, aber auch daran, dass man sich stärker und aktiver fühlt, der Krankheit nicht mehr so machtlos ausgesetzt ist.

Durch das Training, so viel kann man heute sicher sagen, reduziert sich die Schmerzempfindlichkeit. Aber über den Mechanismus dahinter wird immer noch spekuliert. Eine Erklärung lautet, dass durch den Sport das körpereigene Opioid-System angeregt, die schmerzhemmenden Endocannabioide und Endorphine ausgeschüttet werden. Eine andere könnte darin liegen, dass Schmerzmechanismus und Blutkreislauf über dasselbe Hirnareal gesteuert und beim Sport mehr Neurotransmitter produziert werden. Jene Neurotransmitter, die auch beim Schmerz und seiner körpereigenen Dämpfung eine nicht unerhebliche Rolle spielen. Das ist alles nicht ganz einfach zu belegen. Man kann schließlich keine Blindstudien durchführen, und so etwas wie einen Placeboeffekt gibt es auch nicht. Entweder man macht Sport, oder man macht keinen. 2008 gelang es jedoch den Neurologen Henning Boecker und Thomas Toelle tatsächlich zu zeigen, dass auch Hirnareale, die mit Emotionen und Schmerzverarbeitung zu tun haben, nach dem Sport einen erhöhten Endorphinspiegel aufwiesen. Toelle zufolge hilft bei Migräne eine Stunde Laufen pro Woche so gut, wie jeden Tag Betablocker zu nehmen. Man ist also dabei, die Wunderkräfte des Sports zu entschlüsseln.

Zurück von Doktor K., folgte ich seiner Anweisung und entwarf einen strikten Wochenplan für meine sportlichen Aktivitäten. Ich bin ohnehin jemand, der es gern strukturiert mag. Drei Möglichkeiten kamen für mich in Frage: jeweils eine Dreiviertelstunde mit dem Fahrrad zur Arbeit und zurück, Joggen oder Schwimmen. Fahrrad war ich immer schon gefahren, das schien mir kein richtiger Sport zu sein. Ich begann zu joggen. Fast jeder hat schon einmal vom «Runner's High» gehört. Bereits Anfang der 80er Jahre hatten amerikanische Wissenschaftler entdeckt, dass sich Läufer nach dem Training euphorisch fühlten oder während des Laufens in einen Zustand kamen, der es ermöglicht, sich über Schmerz und Erschöpfung hinwegzusetzen. Sie konnten nachweisen, dass der Endorphinspiegel im Blut gestiegen war. Ob sich auch etwas im Gehirn veränderte, war daraus allerdings nicht zu schließen. Ich hoffte also, dass sich mit dem Laufen reichlich Endorphine in meinem Körper ausbreiten und dem Schmerz einen ordentlichen Kick verpassen würden.

Doch eigentlich hatte ich Joggen schon immer verabscheut.

Auch nach zwei Wochen wurde es nicht besser, sondern ich begann, es mit jeder Faser meines Körpers zu hassen. Ich war unzufrieden, wenn ich an manchen Tagen nur zwanzig Minuten durchhielt. In meinem Kopf vermischte sich das Versagen beim Laufen mit dem ausbleibenden Fortschritt in Sachen Kopfschmerz. Und wenn ich eines damals nicht gebrauchen konnte, war es noch mehr Frustration. Ich konnte mich nicht damit abfinden, dass es auch mal schlechtere Tage gab, an denen mich die Schmerzen erschöpft hatten und ich mich nur die Laufstrecke entlangschleppen konnte. Vielleicht hätte es genügt, wenn ich mir angeschaut hätte, dass ich an einem Tag 35 Minuten, zwei Tage später 20 und dann noch mal 20 geschafft habe. Der Durchschnitt wäre vollkommen in Ordnung gewesen, und ich hätte mich darüber freuen können. Aber weder hatte ich mir einen angemessenen Laufplan besorgt, noch war Geduld meine Stärke. Heute weiß ich, dass neue Gewohnheiten sich nur langsam etablieren und sich im Gehirn nichts schnell verändert. Wahrscheinlich hätte ich einfach etwas länger durchhalten müssen, um ein «Runner's High» zu erleben.

Blieb also das Schwimmen. Ich druckte mir die Öffnungszeiten des Schwimmbads aus und suchte meine Schwimmsachen zusammen. Als Kind hatte ich die gesamten Sommerferien im Schwimmbad verbracht, und das war eine schöne Erinnerung. Dabei bin ich keine ausgesprochen gute Schwimmerin, beherrsche nur Brustschwimmen einigermaßen. Bei allen anderen Stilen laufe ich Gefahr, nach einer halben Bahn entweder unterzugehen, Wasser zu schlucken oder meine Arme und Beine heillos zu verheddern. Ich nahm mir vor, alle zwei Tage ins Schwimmbad zu gehen. Meinen Schmerzen würde ich quasi davonschwimmen. Ich war bereit, dafür alles zu tun, auch wenn es bedeutete, meinen Tagesablauf und meine Reisen um dieses Vorhaben herum zu organisieren.

Und das hatte manchmal fast zwanghafte Züge. Bei einem Betriebsausflug mit meinem Kollegen inklusive Übernachtung versuchte ich nicht einfach, zwei schöne Tage zu verbringen, sondern recherchierte vorher, wo ich am Zielort zum Schwimmen gehen konnte. Und so stand ich im Hotel um sieben Uhr morgens auf, lief durch die verschlafene Stadt zum Bad und zog dort meine Bahnen. Ich war fest davon überzeugt, dass der ganze Erfolg meiner Therapie gefährdet wäre, wenn ich nur einen Tag ausfallen ließ. Hielt ich mich dagegen sehr genau an meinen Plan, auf die Minute genau, ganz regelmäßig, dann würde es besser werden. Eiserne Disziplin und sonst nichts. Mit gesundem Augenmaß hat das wenig zu tun und ebenso wenig mit dem, was Doktor K. gesagt hatte. Regelmäßig ja, aber nicht ein knallharter Plan, der abgearbeitet wird.

Die Strenge mit mir selbst brachte mir erst Bronze, dann Silber, am Ende Gold. Das waren nicht die Medaillen, die ich beim Schwimmen abräumte (auch nicht meine Urkunden bei den Bundesjugendspielen. Da hat es immer nur für Bronze gereicht), sondern es waren die Dauerkarten, die ich mir nach und nach für das städtische Schwimmbad kaufte. Sie unterschieden sich einzig in der Höhe des Rabatts auf den einzelnen Eintritt und natürlich in der Farbe. Die goldene Karte habe ich als Andenken behalten und in ein Scrap-Buch eingeklebt, wo ich Dinge sammele, die mich an eine bestimmte Zeit erinnern sollen.

Ich hielt lange Zeit durch, fand irgendwann zu einer Routine, packte morgens Schwimmbrille, Badeanzug und Handtuch ein, wenn ich direkt nach der Arbeit ins Schwimmbad gehen wollte. Dort angekommen, hielt ich meine Goldkarte vor den Scanner, ging zu «meiner» Kabine, dritte Reihe links, direkt die erste, und räumte meine Sachen in eines der Schließfächer, auch meine Brille. Das bedeutete, dass ab diesem Zeitpunkt alles um mich herum undeutlich wurde und mir nicht einmal jemand, den ich kannte, aufgefallen wäre. Ich verschwand für eine Stunde in meiner Wasserwelt.

Es gab zwei Duschräume für Frauen, irgendwann merkte ich, dass mir der kleinere der beiden besser gefiel. Nach dem Duschen legte ich Handtuch und Duschzeug in eines der kleinen, quadratischen Fächer links oder rechts vom Becken. Jetzt musste ich nur noch die richtige Bahn finden. Dorthin, wo die Leistungsschwimmer trainierten, wollte ich auf keinen Fall, und wo zu viele ältere Damen mit Badehaube unterwegs waren, ebenso wenig. Wenn ich irgendwo meinen Platz gefunden hatte, setzte ich mich an den Rand, zog die Schwimmbrille an und stieß mich ab.

Von nun an gab es nur noch mich und die Schwimmzüge. Ruhig und gleichmäßig zog ich meine Bahnen, wich hin und wieder jemandem aus, entweder spielenden Kindern oder jenen, die selbstbewusst das Becken für sich beanspruchten. Mir machte das alles nichts aus, denn wenn ich schwamm, hatte ich keine Schmerzen. Sobald ich ins Wasser eintauchte, waren sie verschwunden, und die nächste halbe Stunde bedeutete häufig die einzige schmerzfreie Zeit während dieser Tage. Manchmal schwamm ich einfach weiter, obwohl ich mein Pensum schon absolviert hatte, einfach weil ich wusste, dass es wieder anders sein würde, sobald ich das Becken verließ. Meist legte ich mich noch ein paar Minuten in den heißen Whirlpool auf dem Außengelände und blickte einfach nur in den Himmel. Dann duschen, anziehen, Haare trocknen, und ich verließ meine schmerzfreie Wasserwelt.

Bei einem meiner Termine bei Doktor K. erzählte ich ihm, dass ich im Wasser keine Schmerzen hätte und inzwischen ausdauernd schwömme. Er nickte zufrieden und lobte mich. Ich war eine Vorzeigepatientin, aber mir schwante, dass ich insofern günstige Voraussetzungen hatte, als ich nur gegen sehr wenige körperliche Einschränkungen kämpfen musste. Für andere Schmerzpatienten ist Treppensteigen und dabei die Einkaufstüten nach oben schleppen wirklich eine Herausforderung; sie können ihre Arme kaum heben, um sich die Haare zu kämmen, oder sich nach vorne beugen, um eine Socke anzuziehen. Für sie muss mein Sportprogramm wie eine intergalaktische Herausforderung klingen.

Der Ausdauersport hätte mir natürlich auch ohne chronische Schmerzen gutgetan. Das gesamte körperliche Befinden verbesserte sich, mehr Muskeln, mehr Kondition. Verspannungen im Schulterbereich ließen nach. Doch der eigentlich erhoffte Effekt, dass meine Schmerzen verschwanden, stellte sich leider nicht ein. Auch nach einem Jahr intensiven Sportprogramms hatte sich mein Zustand nicht maßgeblich verbessert. Die magischen Kräfte der Bewegung mochten sich einfach nicht entfalten.

Eine einfache Gleichung bei der Behandlung von Schmerzen, so wurde mir immer klarer, gab es nicht.

Das älteste Schmerzmittel der Welt

Es war ein Sonntagmorgen, Anfang September, gerade hatte ich die zweite Tablette genommen. Der Schmerz saß links oben auf der Schädeldecke. Ein schmaler beißender Strich, feinste Laubsägearbeit. Noch geschah nichts. Schon vor zwei Tagen hatte es einige Zeit gedauert, bis sich alles wieder beruhigte und die Tablette ihre Arbeit tat. Zu den täglichen Kopfschmerzen, die sich meist auf der Schmerzskala zwischen 4 und 6 bewegten, gab es immer wieder schlimme Wochen. Dann trug ich die Zahl 8 oder 9 ein.

Wenn es zu einer Verkettung unglücklicher Umstände kommt, spricht der Engländer von einem *perfect storm*. Und so ein *perfect storm* baut sich langsam auf. So ähnlich erging es mir immer wieder, wenn die Schmerzen überhandnahmen. Mal stach es stärker an einzelnen Punkten im Gesicht. Mal waren es tiefe Schnitte kreuz und quer durch den Kopf. Oder das Drücken wurde einfach nur heftiger. Doch dann türmte sich Schicht für Schicht der Schmerz auf. Dann blieb von meiner Zuversicht ebenso wenig übrig wie von der inneren Akzeptanz, krank zu sein. Das alles war nicht viel mehr als eine dünne Decke, die mir jederzeit weggezogen werden konnte.

Von diesen Tagen gab es viele, das zeigt der Blick auf den Kopfschmerzkalender. Doch an diesen Sonntag erinnere ich mich ganz genau, ich hatte damals schon fast zwei Jahre Kopfschmerzen. Morgens waren mir kurz kalte Tränen über die Wangen geronnen.

Ich atmete tief durch und murmelte einige Sätze zu meiner Beruhigung. Ich sagte zu mir selbst, dass alles nicht schlimm sei, bald besser sein würde und nichts zu bedeuten habe. Aber der Schmerz wollte sich nicht wegmurmeln lassen. Je länger ich ihn übersah, desto unleidlicher wurde er. Am Ende hampelte er herum und nervte. Wenn ich mir ein Bild von ihm hätte machen müssen, dann sähe er aus wie Sid Vicious von den Sex Pistols, zerrissenes T-Shirt und Jeans, Nietenarmband, Struwwelhaare. Vermutlich lachen mich jetzt nicht nur alle andern aus, sondern auch sämtliche Neurologen. Den Schmerz als heroinabhängige Punk-Legende zu beschreiben, ist auch nur eine dieser merkwürdigen Bewältigungsstrategien, die zum Umgang mit Schmerzen gehören und die sich bei dauerhaftem Schmerz alle angewöhnen.

An diesem Morgen wartete ich erst einmal ab, ob die Tablette doch noch wirken würde. Und das tat sie langsam. Sie war wie eine beruhigende Salbe, erst verschwindet das Beißende, dann das Dumpfe. Deshalb lief dieser Tag wie geplant, ein paar Kochvorbereitungen, dann ins Schwimmbad. Es war wichtig, solch einen Plan zu haben. Ohne Plan kriegt man den Schmerz nicht in den Griff, im Gegenteil: Er hat einen in der Hand, bestimmt die Gedanken und verleidet alles. Weil die Attacke sich nun schon einige Tage hinzog, wollte ich nur eines: ein paar Stunden Ruhe. Das hieß auch: nur nicht mit den Schmerzmitteln geizen. Sollte das mit Katadolon nicht funktionieren, dann müsste ich halt mein altes Fläschchen

Tilidin hervorholen, legte ich mir schon mal als weitere Strategie zurecht. Vom Etikett war nur noch wenig übrig, ein paar Fusseln auf braunem Glas. Das kam davon, dass es immer ganz unten im Beutel mit den Medikamenten lag und jedes Mal dabei war, wenn ich länger unterwegs war.

Als ich mit der Behandlung bei Doktor K. anfing, war Tilidin nicht als Notfallmedikament gedacht, sondern sollte eine längere Schmerzblockade herbeiführen. Wenn ich unter Tilidin einige Wochen oder Monate schmerzfrei wäre, so die Idee, würde der Körper den gerade erlernten Schmerz wieder vergessen.

Doktor K. hatte mich auf dem Handy angerufen. Ich saß gerade in einem Großraumabteil der Bahn. Langsam rollte der Zug über eine Brücke, die Sonne glitzerte über dem Fluss. Ich sprach leise, weil die Mitfahrer nicht hören sollten, dass ich mich gerade mit meinem Arzt unterhielt. Doktor K. erkundigte sich, wie ich mit den Schmerzmitteln zurechtkäme.

Ohne dass es jemand von uns beiden aussprach, befanden wir uns mitten in der Experimentierphase. Die Fortschritte der letzten Zeit waren minimal gewesen, also eigentlich kein akzeptables Ergebnis. Trotzdem sagte ich: «Ich komme klar. Hin und wieder habe ich am Tag mal eine halbe Stunde Ruhe.»

Doktor K. schwieg. Ich fürchtete schon, die Verbindung sei unterbrochen. Das wäre schrecklich gewesen, denn jede Minute mit ihm erschien mir unglaublich kostbar.

«Wissen Sie, Opioide sind besser als ihr Ruf.» Doktor K. holte Luft. «Wir sollten es mit Tilidin versuchen. Es ist wirklich sehr gut verträglich. Wirklich besser als all die anderen Schmerzmittel, die Magen und Leber angreifen. Eigentlich keine Nebenwirkungen.»

Ich schwieg. Jetzt glaubte Doktor K., die Leitung wäre unterbrochen.

«Tilidin ist eine gute Wahl, um eine längere Schmerzblockade hinzukriegen. Wir sollten es damit probieren. Ich schicke Ihnen das Rezept zu. Sie nehmen nach Bedarf 20 Tropfen. Bis zu viermal am Tag. Einverstanden?»

«Also weil Schmerzmittel nicht helfen, schlagen Sie jetzt ein Opiat vor? Ist das nicht ein bisschen heftig?»

«Chronische Schmerzen sind eine ernsthafte Erkrankung. Auch wenn es heftig klingt, es ist einen Versuch wert.»

«Okaaay, dann probieren wir das mal ...»

Er sagte mir noch, an welchem Tag ich anrufen und ihm berichten sollte. Falls nicht etwas Unvorhergesehenes geschehen würde, hatte ich jetzt eine Woche Zeit zu schauen, was Tilidin so anstellte.

Ich konnte nur hoffen, dass dieses Gespräch niemand mitgehört hatte. Und ich behielt diesen einen Satz fortan bei mir: Opioide sind besser als ihr Ruf.

Zu diesem Zeitpunkt war ich seit zwei Monaten bei Doktor K. in Behandlung. Davor hatte ich mich schon schlecht gefühlt, wenn ich zwei Ibuprofen genommen hatte, und jetzt waren Opioide angesagt. Kaum hatte ich verstanden, dass ich regelmäßig Schmerzmittel nehmen musste, da war ich schon bei Betäubungsmitteln und dem ältesten Schmerzmittel der Welt angelangt: Opium.

Seit 5000 Jahren nimmt man Opium, und immer noch gibt es kaum ein vergleichbares oder wirksameres Mittel. Es ist das stärkste bekannte Schmerzmittel, aber die meisten denken heute erst einmal an den Rausch, den es den Opiumrauchern verschafft. Den Griechen brachte es Schlaf, und sie weihten es Hypnos und Morpheus, den Göttern der Nacht, des Todes, des Schlafes und der Träume. *Milk of Paradise* nannten es die englischen Romantiker. Die Engländer machten gleich ein ganzes Volk abhängig, als sie während der Opiumkriege China zwangen, die Einfuhrbeschränkungen aufzuheben. Während die einen ihre Handelsbilanz, die wegen des reißenden Absatzes von chinesischem Tee und Porzellan in Großbritannien ins Minus gerutscht war, verbesserten, hatten die anderen für viele Jahrzehnte ein ernstes Drogenproblem. Geschätzt wird, dass zu Beginn des 20. Jahrhunderts 40 Prozent der Chinesen opiumabhängig waren.

Im 16. Jahrhundert mischte der Naturforscher Paracelsus Alkohol mit 10 Prozent Opium und schuf damit Laudanum, das bis ins frühe 20. Jahrhundert populärste Schmerzmittel. Charles Baudelaire nannte es «eine alte schreckliche Geliebte», es war lange billiger als Alkohol und half den von der Industriellen Revolution gebeutelten Arbeitern über Elend und Hunger hinweg.

1803 zerlegte der Apotheker Friedrich Sertürner Opium in seine Bestandteile, indem er mit verdünnten Säuren und Laugen experimentierte. Medizinisch wirksam sind vor allem die sogenannten Alkaloide, von denen Opium eine ganze Reihe enthält. Das am meisten vorhandene Alkaloid gab Sertürner in Form kleiner Kristalle erst Hunden und nahm es schließlich zusammen mit ein paar Freunden selbst. Weil es schläfrig machte, nannte er es Morphium – nach Morpheus, dem Gott des Traums. Die Wirkung des synthetisch gewonnenen Morphins war nicht nur wesentlich stärker als die des natürlichen Opiums, die Kristalle konnten auch besser dosiert werden und waren damit für die pharmazeutische Industrie interessant. 1827 annoncierte die Firma Merck in ihrem *Pharmaceutisch-chemischen Novitäten-Cabinet* zum ersten Mal Morphin. Doch Opium enthält neben Morphium noch zwei weitere wichtige Alkaloide, Codein und Thebain. Die bekannten Opioide wie Methadon, Fentanyl, Tramadol, Heroin, Oxycodon oder eben Tilidin leiten sich aus diesen drei Ingredienzien ab.

Erst um 1900 entstand ein Bewusstsein für die problematischen Aspekte der Einnahme von Opium, wurde Opiumsucht als gesellschaftliches und medizinisches Problem wahrgenommen. Mit dem Siegeszug von Aspirin als alternativem Schmerzmittel verschwanden Laudanum und andere Opiumpräparate aus den Regalen der Kaufhäuser. 1929 wurde es in Deutschland endgültig verboten.

Opioide wirken im Gegensatz zu Aspirin oder ähnlichen Medikamenten im zentralen Nervensystem. Hier tun sie das, was auch die körpereigenen Opioide wie Endorphin bei einer Verletzung tun: Sie docken an die verschiedenen Opioidrezeptoren, also spezifischen Nervenzellen, an und verhindern so, dass der Schmerzreiz weitergeleitet wird. Das geschieht sogar doppelt. Einmal im Gehirn, wo sie die Übertragung von Informationen aus dem Rückenmark unterbinden, und im Rückenmark selbst, wo die aus den Nerven kommenden Reize kontrolliert werden. Fast könnte man meinen, Opioide wären das langersehnte Zaubermittel, das alle Schmerzen vertreibt.

Doch auch wenn sie dem körpereigenen Schmerzmanagement schon sehr nah kommen, ist der Umgang des Körpers mit Schmerz wesentlich komplexer und beschäftigt Nerven, Zellen, Helferzellen und eine Vielzahl von Gehirnarealen. All das können Opioide nicht. Das zeigen auch Placebo-Studien. Bekamen Schmerzpatienten statt eines Opioids ein Placebo, hatten sie nicht nur weniger Schmerzen, sondern auch die damit einhergehenden Nebenwirkungen. Das war nicht nur «eingebildet», im Gehirn wurden tatsächlich z. B. Endorphine gebildet, die wie Schmerzmittel wirken. Und weiß der Patient, dass er Morphin bekommt, wirkt es wesentlich besser, als wenn man es ihm verschweigt. Nicht nur die Rezeptoren werden also blockiert, sondern weitere Mechanismen kommen in Gang, die ein Opioid allein nicht bewirkt.

Um 1970 geboren, zähle ich zu denen, die in den bleiernen Helmut-Kohl-Jahren jung waren und noch vor Sex über Aids und HIV aufgeklärt wurden. Wir sind aber auch jene Generation, die mit dem amerikanischen *war on drugs* groß geworden ist, mit Bildern von Christiane F. und vom Bahnhof Zoo. Bevor man überhaupt Bücher von Charles Baudelaire, Oscar Wilde oder Hunter S. Thompson und anderen Drogen zugeneigten Schriftstellern in die Finger bekam, wusste man alles über Heroin und Rausch. Vermutlich liegt genau darin der Grund, warum Menschen zusammenzucken, wenn man ihnen erzählt, man nehme ein Opioid ein. Auch Ärzte gehen mit dem Thema nicht unbefangen um. Bis vor kurzem wurde selbst im Sterben liegenden Krebspatienten Morphium verweigert; auch wenn der Kranke vor Schmerzen wimmerte, tat man sich schwer, stärkere Schmerzmittel einzusetzen. Eine dauerhafte Therapie für chronische Schmerzpatienten, die auf Opioiden basierte, war unvorstellbar.

Das hat sich geändert, weil die Diskussion um würdevolles Sterben und Palliativmedizin ein wenig die Furcht vor ihnen genommen hat. Schon in den fünfziger Jahren, als die ersten Hospize entstanden, griff man auf eine ungeheuerliche Mixtur zurück, die nach dem Ersten Weltkrieg im Brompton Hospital in London erstmals bei Krebspatienten zum Einsatz gekommen war. Der sogenannte Brompton Cocktail bestand aus einer Mischung aus Heroin, Kokain, Gin und Honig und verschaffte den meisten Patienten schmerzfreie Stunden und Tage am Ende ihres Lebens; die Ärzte konnten Vor- und Nachteile des Einsatzes im individuellen Fall abwägen. Heute wird der Cocktail aber nur noch selten verabreicht.

Trotzdem, ohne ein alarmierendes Raunen kommen Artikel über Opioide bis heute nicht aus. So stellte das Magazin der *Süddeutschen Zeitung* neben einen Text über Schmerz einen kleinen

Infokasten mit Zahlenmaterial. Demnach leiden circa zwölf Millionen Deutsche an chronischen Schmerzen, und man gehe von etwa 500 000 Menschen aus, die süchtig nach Schmerzmitteln sind. Wer vermutet da keinen Zusammenhang? Doch auch wenn die Zahlen unabhängig voneinander stimmen: Hier werden unterschiedliche Krankheitsbilder vermischt und eine Angst geschürt, für die es keine solide sachliche Grundlage gibt. Das schadet sowohl den Patienten mit chronischen Schmerzen als auch jenen, die von Medikamenten abhängig sind und die ganz anders behandelt und beachtet werden müssten. Jeder Schmerzpatient hat früher oder später das Gefühl, dass man ihm seine Schmerzen nicht glaubt, ihn womöglich für einen Simulanten hält. Eine Drogensucht würde da natürlich perfekt ins Bild passen. Schließlich ist es leichter, eine Sucht verantwortlich zu machen, als sich einen Schmerz ohne Ursache oder Funktion vorzustellen. Und natürlich bleibt auch für den Schmerzpatienten selbst am Ende immer die Furcht, er könnte abhängig werden und damit noch ein Problem mehr haben. Dabei haben Studien gezeigt: Die Wahrscheinlichkeit, dass ein Schmerzpatient eine Opioid-Sucht entwickelt, liegt bei 0,19 Prozent.

Schmerzpatienten suchen keinen «Kick», sie suchen Linderung für ihre Schmerzen, und deshalb ist auch ihr Umgang mit den Medikamenten ein vollkommen anderer als bei Süchtigen. Am klarsten zeigt sich das, wenn Patienten ihre Morphin-Dosis selbst per Knopfdruck steuern können. In Untersuchungen gingen die meisten nicht an die Grenze der erlaubten Höchstdosis, sondern nahmen so viel, dass die Schmerzen erträglich und sie bei klarem Bewusstsein waren.

Nicht ganz einig ist man in der Forschung darüber, ob es mit der Zeit an eine Gewöhnung an Opiate kommt. Neuere Theorien bringen die Gliazellen ins Spiel. Sie übernehmen eine entscheidende Rolle bei neuropathischen Schmerzen, und darin könnte auch der Grund liegen, warum Opiate bei diesen Schmerzen häufig nicht wirken. Die Gliazellen werden durch Opiate aktiviert. Ihre Aufgabe ist es, in den Zwischenräumen, im Nervengewebe, Abfallprodukte zu beseitigen. Sie besitzen Rezeptoren, die auch an Opioide andocken können und dadurch deren schmerzlindernde Wirkung beeinträchtigen. Schaltete man die Gliazellen in Versuchen aus, war die Morphiumtoleranz weitaus geringer und die Wirkung der Medikamente somit größer.

Rein medizinisch betrachtet und laut Weltgesundheitsorganisation sind Opioide nichts weiter als Stufe II und III der Schmerztherapie, wenn Stufe I – nämlich nichtopioide Schmerzmittel – nicht helfen. Doch diesen pragmatischen Zugang, den auch Doktor K. verfolgte, konnte ich mir anfangs nicht so recht zu Eigen machen. Dazu spukten zu viele Bilder in meinem Kopf herum. Meine ersten Versuche mit Tilidin fielen genau in die Zeit, als immer mehr alarmierende Artikel darüber erschienen. Ich las davon, dass Jugendliche sich gern mal ein ganzes Fläschchen genehmigen und dann losmarschieren, um Leute zu verprügeln. Schon die schiere Menge kann ich inzwischen nicht glauben. Wie können die überhaupt noch stehen? Und warum sollten Schlägereien auf Tilidin mehr Spaß machen? Dass es in irgendeiner Form die Schmerzen eines Kinnhakens abmildert oder einen Schlag in die Magengrube, kann ich mir noch vorstellen. Doch warum macht es Teenager aggressiv?

Liest man die Artikel über die neue «Trend-Droge», dann mischen sich darin die üblichen Klischees: Problemviertel wie Neukölln, Migrationshintergrund, der eine kulturelle Affinität zu Opium hat, Suchtgefahr, Abhängigkeit, Gewalt. Passt gut zusammen, vielleicht schon ein bisschen zu gut, wenn man rein medizinisch allerhöchstens eine enthemmende Wirkung nachweisen kann. Was den *Spiegel* nicht davon abhielt, vor der «Amok-Droge» zu warnen. Als Beleg diente, dass der Erfurt-Attentäter Robert Steinhäuser Tilidin genommen haben soll. Was, wie später eingeräumt werden musste, gar nicht stimmte.

Diese «Amok-Droge» bekam ich nun also auf Rezept. Der Gang in die Apotheke war schon schwierig. Auf die Idee, das Rezept in einem anderen Stadtviertel einzulösen, kam ich gar nicht. Manchmal setzt Aufregung bei mir jede strategische Überlegung außer Kraft. Ich ging also in die Apotheke, wo man immerhin schon wusste, dass ich eine längere Krankengeschichte hatte. Der auf mich immer sehr kompetent wirkende Apotheker schob den kleinen Karton mit dem Fläschchen rüber, erklärte Einnahme und Nebenwirkungen, ohne eine Miene zu verziehen. Ich hörte nicht zu. Grinste verlegen, wollte irgendetwas zu meiner Entschuldigung vorbringen. Der Karton verschwand in einer Plastiktüte neben einem Päckchen Gratis-Taschentücher. Das Bezahlen der Rezeptgebühr zog sich eine gefühlte Ewigkeit hin. Danach drehte ich mich schnell um und rannte fast hinaus.

Zurück in meiner Wohnung, las ich den Beipackzettel. Las ihn ein weiteres Mal und dann noch einmal. Sollte ich drogenabhängig sein, wäre das klar eine Gegenanzeige. Tilidin ist ein synthetisches Opioid mit einem eingebauten Antagonisten, der die rauschhafte Wirkung unterbindet. Bei Drogensüchtigen würde es also zu enormen Entzugserscheinungen führen. Im Wikipedia-Eintrag findet man deshalb den schönen Satz: «Unter Konsumenten hochpotenter Opiate wie Morphin, halbsynthetischer Opioide wie Heroin oder vollsynthetischer Opioide wie Methadon mit entsprechend hoher Toleranz erfreut es sich tatsächlich keiner großen Beliebtheit.»

Von einem Entzug auf Tilidin riet der Beipackzettel ab. Überempfindlichkeit gegen seine beiden Wirkstoffe Tilidinhydrochlorid und Naloxonhydrochlorid sei keine gute Sache. Mit Folgendem müsse man ziemlich sicher rechnen: Schwindelgefühl, Benommenheit, Übelkeit, Erbrechen. Gewarnt wurde vor einer Atemdepression. Das musste ich erst einmal nachschlagen: Verlangsamung der Atmung bis hin zum Atemstillstand, verminderte Sauerstoffzufuhr im Gehirn. Opioide schädigen zwar nicht Magen und Leber und sind damit in vielerlei Hinsicht verträglicher als Schmerzmittel der Stufe I, aber sie sind auch nicht harmlos, so viel wurde mir schlagartig klar. Sie greifen nicht nur an jenen Stellen ein, wo der Schmerz ist – das ist der große Vorteil des körpereigenen Schmerzmanagements –, sondern reagieren im ganzen Körper. Blutgefäße werden weiter, Muskeln entspannter, Angstzustände abgemildert. Das sind sogar wünschenswerte Nebenwirkungen. Alles andere aber klang wenig verlockend.

Da saß ich nun mit meinem Fläschchen Tilidin. Ich nahm 20 Tropfen verdünnt in einem großen Schluck Wasser. Es schmeckte bitter. Vergeblich wartete ich auf die Wirkung, die man aus der Opium-Literatur kennt. Wenn es eine körperliche Reaktion gab, dann würde ich sagen, mir wurde warm ums Herz.

Fortan nahm ich die Tropfen regelmäßig, die Schmerzen verschwanden für ein paar Stunden, doch mir wurde nun übel und schwindlig. Die Schmerzen kamen wieder, und ich schluckte abermals das bittere Zeug, mir wurde noch schlechter und noch schwindliger. Weil es hieß, dass Übelkeit und Schwindel nach einer Eingewöhnungsphase verschwinden, ließ ich es einfach geschehen. Nach vier Tagen stellte ich fest, dass ich inzwischen schon alle zwei Stunden Tilidin nahm und der Schmerz kaum besser wurde. Auch die Übelkeit machte mir zu schaffen, was aber auch an der möglichen Überdosierung gelegen haben kann. Jedenfalls rief ich Doktor K. an.

«Ich glaube, das funktioniert nicht. Mir ist wirklich immer schlecht, und so richtig besser geht es mir damit auch nicht.»

Doktor K. machte nicht viele Worte. Es war ein Versuch, gescheitert, abhaken. Aber als Notfallmedikation sollte ich das Tilidin behalten.

An dem Sonntag im September nahm ich am Ende doch kein Tilidin. Aber die Kopfschmerzen hielten sich hartnäckig. Ich ließ einige Tage verstreichen, versuchte es weiter mit Katadolon, Sport, Yoga. Irgendwann war mir klar, dass ich es so nicht hinkriegte.

Die Tropfen fielen schwer in das Glas Wasser, die Bitterkeit schüttelte mich. Aber nach zwanzig Minuten hörte es auf zu stechen oder zu drücken. Wo vorher ständig Alarm war, ist plötzlich Gelassenheit. Auch in dem Sinne, dass ich die Schmerzen loslasse. Ich kann wieder anfangen, an etwas anderes zu denken. Das ist das große Geschenk. Kopfschmerzen machen meine Welt klein, weil ich mich auf kaum etwas anders konzentrieren kann. Das Tilidin reißt ein Tor auf, durch das wieder das normale Leben hereinkommt. Und mit diesem Gefühl scheinen sich auch die Schmerzen dauerhaft zu verflüchtigen.

Am nächsten Tag ging es mir tatsächlich besser. Nach drei Tagen hatte ich die Episode fast wieder vergessen. Es ist eben schön, wenn der Schmerz nachlässt.

Trigger

Ich gewöhnte mich daran, Dinge zu vergessen. Ich kam im Büro an, und meine Notizen lagen noch zu Hause. Eine schöne, teure Wollmütze rutschte in einer Bierkneipe unter die Bank, und als ich drei Tage später noch mal vorbeiging, war sie nicht unter den Fundsachen. Das Handy blieb auf dem Schreibtisch liegen, und ich hoffte, die Putzfrauen würden es nicht mitnehmen. Ich vergaß auch Namen. Mal fiel mir der Vorname nicht ein, mal der Nachname, dann wieder erinnerte ich mich nicht an den Titel eines Buches, das ich gelesen hatte und das zu meinen Lieblingsbüchern gehörte. Dabei war ich immer stolz darauf gewesen, dass ich mich an jedes Gesicht, jede Begegnung und an Namen erinnern konnte, selbst wenn mein Gegenüber mich fragend ansah und mich nicht gleich einzuordnen wusste.

Vermutlich bemerkte nur ich die Vergesslichkeit, die kleinen Aussetzer, nannte sie meine Überforderungsdemenz. So als würde mein Gehirn eine strikte Auswahl treffen, was für den Moment die entscheidende Information war und was nicht. Meine Tabletten vergaß ich nie, trug sie sorgsam in der Tasche und nahm sie an jedem Tag zur selben Uhrzeit. Doch weil ich mir misstraute, richtete ich kleine Notfalldepots ein. Sollte eines abhandenkommen, wäre immer noch eine zweite Ration zur Hand. Ich nutzte dazu die kleinen Pillenboxen aus der Apotheke, sie waren weiß und hatten einen hässlichen Werbeaufdruck. Die Anschaffung einer hübschen Dose hätte sich nicht gelohnt, sie wäre mit großer Sicherheit irgendwann auch weggekommen, wie so vieles andere zu dieser Zeit.

Die Jacke ließ ich direkt am Flughafen liegen, noch in der Garage der Autovermietung. Sie war aus einem festen Stoff, grün und leicht, und ich hatte sie erst wenige Wochen vorher gekauft. In diesem Urlaub hätte sie so nützlich sein können. C. und ich waren in Spanien am Meer, in einer eher windigen Gegend, aber mit herrlichen weißen Dörfern, langen Stränden, die nun im Herbst immer leerer wurden. Nach dem Frühjahr, der Diagnose und einem Sommer voller Versuche war Urlaub das Richtige, dachten wir.

Wir waren mit dem Leihwagen einfach losgefahren, und als ich später die Koffer ins Ferienhäuschen räumte, bemerkte ich den Verlust. Sofort rief ich bei der Autovermietung an, doch man hatte nichts gefunden. Ich stellte mir vor, wie jetzt eine andere Frau meine Windjacke trug und damit am Strand entlangspazierte. Doch ärgerte ich mich nicht. Ich ärgere mich ständig und gern über mich, aber wenn es um meine Schusseligkeit ging, war ich nachsichtig mit mir. Was sich nicht damit vertrug, dass mein Leben mit Krankheit keine Aussetzer erlaubte. Anfangs bekam ich schon Panikattacken, wenn nur die kleinste Unregelmäßigkeit meinen Tagesablauf störte. Als würde das Kartenhaus dann sofort einstürzen. Das tat es natürlich nicht, aber wir kannten uns halt noch nicht so gut: die Kopfschmerzen, der neue Lebensrhythmus, die Tabletten und ich.

Über den Sommer hatte sich folgender Ablauf etabliert: Morgens und abends nahm ich Tabletten, montags und donnerstags ging ich zum Yoga und an den übrigen Tagen so häufig wie möglich ins Schwimmbad. Lange Zeit legte ich mich früh schlafen. Kaum war ich im Bett, sank ich auch schon in einen tiefen, traumlosen Schlaf, aus dem ich nach neun Stunden wieder erwachte. Alle sechs Wochen ging ich zu Doktor K. Der neue Tagesablauf erforderte Disziplin und viel Aufmerksamkeit, und doch übersah ich viele Dinge. Oder gab nicht genügend Acht auf sie, sonst hätte ich meine grüne Windjacke immer noch. Und vermutlich auch früher bemerkt, dass in Spanien etwas nicht stimmte.

Schon während der Fahrt vom Flughafen hatte ich ein dumpfes Drücken bemerkt. Die von der Sommersonne verbrannten Wiesen flogen vorbei. Unser Haus lag auf einem Hügel, umgeben von viel Rasen und anderen Häusern mit viel Rasen, sodass man die Nachbarn nicht spürte. Ein kleiner Pfad zwischen den Anwesen führte zum Strand hinunter. Auf dem Weg vom Flughafen hatten wir zitternd an einer eisigen Fischtheke fürs Abendessen eingekauft. Jetzt saßen wir auf der kleinen Terrasse bei gebratenen Gambas und Tomatensalat und sahen zu, wie die Sonne unterging. Es hätte nicht besser sein können. Nur dass die Kopfschmerzen im Laufe dieses ersten Tages immer heftiger geworden waren. Ich versuchte, mir nichts anmerken zu lassen. Doch mittlerweile wusste C. auch ohne Nachfrage, wie schlimm oder weniger schlimm es gerade war.

In den vorangegangenen sechs Monaten hatte ich keinen Tag ohne Schmerzen erlebt und war dennoch davon überzeugt, dass im Urlaub alles anders sein würde. Weniger Stress, Sonne, Wärme, Meer sollten dafür sorgen. Im Nachhinein erkennt man sofort, dass dahinter ein Optimierungswahn steckte, wie er in unserer Zeit normal geworden ist. Nur wer lange genug an den

Bedingungen herumschraubt, wird am Ende belohnt. Entfällt die Belohnung, ist die Enttäuschung groß. Es wäre gut gewesen, zu wissen, dass man nicht alles im Griff hat und die Umstände sich ständig ändern. Was wiederum ganz normal ist und einen nicht weiter beunruhigen sollte.

Die ersten Urlaubstage waren also schon mal ein Reinfall. Trotzig hielt ich am Bild des perfekten Urlaubs fest. Wir unternahmen kleine Ausflüge, verbrachten die Nachmittage im Schatten auf der Liege, und wenn die Sonne nicht mehr so stark war, gingen wir runter ans Meer. Von außen betrachtet, taten wir, was Paare im Urlaub so machen. Wenn alles so schön war, musste es einem doch gutgehen. Mir ging es aber immer schlechter. Deshalb fing ich an, morgens noch vor acht Uhr, bevor die Sonne richtig schien, am Strand zu joggen. Ich machte Yoga auf der Terrasse und schwamm im Meer. Nur änderte sich nichts.

Nach acht Tagen in dem kleinen Ferienhaus wollten wir weiterfahren, uns Sevilla, Cordoba und Granada anschauen. Ich sah C. an und schüttelte den Kopf.

«Das schaffe ich nicht. Lass uns nach Hause fahren, bitte.»

Ich wusste, er würde mir diese Bitte nicht abschlagen, und seine Reaktion war wie meistens besonnen.

«Das können wir machen, aber ruf erst Doktor K. an und frag ihn, was er rät.»

Das hatte ich total vergessen. Doktor K. hatte mir ja seine Handynummer gegeben, falls es Probleme geben sollte. Sollte ich ihn tatsächlich fragen, ob es besser sei, den Urlaub abzubrechen und vorzeitig zurückzufliegen? Mir schien das kein richtiger Notfall. Für so etwas braucht man doch keinen Arzt. Fast schon etwas bockig, sagte ich C., dass ich noch einen Tag warten würde, und falls es dann nicht besser wäre, würde ich Doktor K. vielleicht anrufen.

Es war keine große Überraschung, dass die Schmerzen am nächsten Morgen immer noch da waren und sich die Verzweiflung in mir zusammenzog. Nervös wählte ich die Nummer, und tatsächlich ging Doktor K. sofort dran. Umständlich schilderte ich die Situation. Auf seine Frage war ich allerdings nicht vorbereitet.

«Hm, was könnte das denn so verschlimmert haben? Gibt es eine Klimaanlage im Haus?»

Ich verneinte, aber wir hätten die Klimaanlage im Auto immer an.

«Ist gut möglich, dass Sie das nicht vertragen.»

Ich dachte an die Autofahrten, hatte den Schmerz aber auf die Anstrengung von Flug und Reise geschoben.

«Was haben Sie denn dabei?»

Ich zählte auf: Lyrica, Katadolon und Tilidin.

«Gut, Sie machen jetzt Folgendes: Sie nehmen zweimal 20 Tropfen Tilidin heute. Morgen früh telefonieren wir. Wenn es nicht hilft, schicke ich Ihnen ein Rezept nach Spanien, und wir probieren etwas anderes. Sie müssen den Urlaub nicht abbrechen.»

Tilidin zu nehmen, lag so nah, dass ich von selbst nicht drauf gekommen war. Ich hatte noch nicht mal daran gedacht, dass das eine Option sein könnte, um den Schmerz zu unterbrechen. Die Aussicht, schon am nächsten Tag mit Doktor K. wieder telefonieren zu können, vertrieb das Gefühl, allein zu sein und einen einsamen Kampf zu führen. Und dass er ein Rezept nach Spanien schicken wollte, klang danach, dass es nicht nur weitere Optionen gab, sondern dass er bereit war, Himmel und Hölle in Bewegung zu setzen, damit ich weiter Urlaub machen konnte.

Meine Überforderungsdemenz hatte nicht nur zum Verlust der Jacke geführt, sondern auch dazu, dass ich keinerlei Sensibilität für mögliche negative Außenfaktoren hatte. Alles sollte mir ja guttun, dabei vergaß ich, dass es auch Dinge gab, die mir schadeten. Ich hatte das Offensichtliche übersehen: den Trigger Klimaanlage. Ich wusste, dass manche Dinge Kopfschmerzen auslösen können. Bei Migränikern kann das alles Mögliche sein: Stress, die Änderung des Schlafrhythmus, verschiedene Nahrungsmittel und Gewürze, Wetterumschwung, Auslassen von Mahlzeiten, Alkohol, Flüssigkeitsmangel, Koffein und vieles mehr. Die Notfallmedikamente hatte ich zwar dabei, aber nicht daran gedacht, sie auch einzusetzen. Ich fühlte mich dumm, aber erleichtert.

Eins, zwei, drei, vier ... zwanzig Tropfen in ein halbes Glas Wasser. Der metallische Geschmack auf der Zunge, den das Tilidin hinterlässt und wegen dem sich erst immer alles in einem zusammenzieht, wenn man es schluckt. C. schaute mich an, und mit einem fast süffisanten Lächeln meinte er: «Da werde ich aber ganz schön viel schwitzen auf den spanischen Straßen.»

Statt dazusitzen und zu warten, was geschah, machten wir uns auf den Weg ins Dorf, um einzukaufen. Ich lief ein paar Schritte hinter C. Dann spurtete ich los, holte ihn ein und boxte ihn in die Seite. Das Tilidin wirkte. Strahlend brabbelte ich drauflos, als hätte ich drei Monate in einem Schweigekloster verbracht und dürfte nun endlich wieder sprechen.

Wir schlenderten durch die Straßen des kleinen weißen Dorfs am Meer, tranken Kaffee im Stehen, stöberten in den kleinen Läden. Vor kaum einer Dreiviertelstunde hatte ich noch den Urlaub abbrechen wollen, und nun war bis auf die Erschöpfung von den tagelangen Schmerzen und der übermäßigen Freude über ihr Verschwinden alles wieder ganz normal.

Seit dem Hinweis von Doktor K. achte ich auf Klimaanlagen. Im Taxi wandert mein Blick auf die Mittelkonsole, sobald ich das Fahrtziel genannt habe. Leuchtet das kleine AC-Zeichen, bitte ich den Fahrer, die Anlage auszuschalten. Da viele Leute Klimaanlagen nicht mögen, ernte ich selten Protest. Doch es gab Fahrten, da wären meine Begleiter sicher froh gewesen, ich hätte nicht auf der Rückbank gesessen, zum Beispiel als ich einmal mit Kollegen in Adelaide, Australien, bei 42 Grad sechs Stunden im Auto unterwegs war. Selbst ich denke manchmal, ach, komm, das geht schon, aber bereits nach einer Viertelstunde spüre ich, wie es im Kopf anfängt zu beißen.

Das Internet ist voll mit Seiten, die Klimaanlagen für Kopfschmerzen verantwortlich machen. Die gelieferten Erklärungen dafür sind allerdings vage: Muskeln würden sich durch die Kälte verspannen, die Blutgefäße sich zusammenziehen, Viren und Keime seien verstärkt in der Luft usw. Verwirrend ist für mich daran, dass ich in Hotelzimmern und Autos die Klimaanlage nicht zu vertragen scheine, wohingegen sie mir im Flugzeug oder der Bahn nichts ausmacht.

Nach dem verabredeten Gespräch mit Doktor K. am nächsten Tag war klar, dass ich mit den vorhandenen Medikamenten über den Urlaub kommen würde, und wir machten einen Termin für die Zeit aus, wenn ich wieder zurück sein würde.

Bei über 30 Grad fuhren wir nun ohne laufende Klimaanlage weiter nach Sevilla, drückten eine halbe Stunde panisch auf der Schaltung für die Klimaanlage im Hotelzimmer in Cordoba herum, bis es uns schließlich gelang, sie auszuschalten. Da es nur zwei Stunden mit dem Zug nach Madrid waren, beschlossen wir spontan, dort Freunde zu besuchen und uns das Champions-League-Spiel Real Madrid gegen Werder Bremen im Bernabeu anzuschauen. Kaum hatten wir die Tasche in der Wohnung abgestellt, ging es zum Mittagessen in die Altstadt, und mit acht Leuten verspeisten wir ein ganzes Lamm. Auf dem Weg ins Stadion wechselten die Kopfschmerzen von mittel zu stark. Ich glaubte, dass es gehen würde, doch bei Anpfiff zog ich mein Fläschchen Tilidin aus der Tasche und ließ die Tropfen schwer in den Becher Wasser vor mir fallen. Als das erste Tor für Real fiel, ging es schon besser. 16 Minuten waren gespielt, und als Bremen am Ende 2:1 verloren hatte, zogen wir weiter in eine schöne alte Bar.

Die letzte Station unserer Reise war die Alhambra in Granada, und ich glaube, sie ist mit das Schönste, was ich je gesehen habe. Trotzdem will ich bis heute nicht mehr in dieses kleine weiße Dorf am Meer.

Es dauerte eine lange Zeit, bis ich herausgefunden hatte, was mir nicht gut bekam. Dass die Kopfschmerzen im engeren Sinne von Unterzuckerung oder Flüssigkeitsmangel ausgelöst wurden, kann ich nicht sagen. Doch mir taten diese Zustände nicht gut, deshalb achtete ich darauf, regelmäßig zu essen und genügend zu trinken. Auch wenn es noch keine wissenschaftliche Erklärung dafür gibt, warum der Wechsel der Jahreszeiten oder Wetterumschwünge Kopfschmerzen verstärken, bin ich fest davon überzeugt, dass es so ist. Es kann passieren, dass ich nachmittags um fünf bei mildem Sonnenschein in einem Café sitze, mich angeregt unterhalte. Und im nächsten Moment zieht sich alles in meinem Kopf zusammen. Mit großer Sicherheit kann ich dann sagen, dass das Wetter am nächsten Tag schlecht wird. Diese Phasen habe ich häufiger im Frühjahr und im Herbst. Beim Cluster-Kopfschmerz hat man festgestellt, dass er vor allem im Frühjahr auftritt. Interessant ist dabei, dass – wie der Neurologe Arne May es sehr gut gesagt hat – Blutgefäße nicht wissen, dass Frühjahr ist, sondern dass das Gehirn beteiligt sein muss, wenn sie sich zu bestimmten Uhrzeiten und Jahreszeiten zusammenziehen. Aber wie genau das funktioniert, weiß man eben nicht.

Mein abwegigster Auslöser ist allerdings Pfefferminz-Shampoo. Ich hatte mir nicht viel dabei gedacht, als ich das neue Shampoo kaufte, aber nach drei Tagen begannen die Schmerzen. Erst stellte ich keinen Zusammenhang her, aber als ich nach zwei Wochen unter der Dusche nach der Flasche griff, überkam mich ein komisches Gefühl. Es war eine Mischung aus Intuition und abgespeicherten Wissensfetzen. Hatte ich nicht irgendwo gelesen, dass Pfefferminzöl gut gegen Kopfschmerzen sei? Man solle sich bei Spannungskopfschmerzen ein paar Tropfen auf die Schläfe geben, lautete die Empfehlung. Untersuchungen haben bestätigt, dass Pfefferminzöl ähnlich gut wirkt wie herkömmliche Schmerzmittel. Ich hatte das mal ausprobiert, fand es aber unerträglich und entsorgte das Fläschchen Öl sofort.

Ich ließ das Shampoo einige Tage weg und dachte darüber nach, ob mich mein Gefühl täuschte oder ich noch mal nachschauen sollte, was es mit der Pfefferminze auf sich hat. Tatsächlich wird einem Pfefferminzshampoo bei Kopfschmerzen ausdrücklich empfohlen. Ich fand keine Erklärung für meine Reaktion, weshalb ich den Selbsttest fortsetzte, als die Schmerzen verschwunden waren. Sie kamen prompt wieder. Sollte ich tatsächlich einen Auslöser haben, den alle anderen nicht haben? Langsam wurde mir die Sache zu dumm. Ich entsorgte das Shampoo und hoffe bis heute, dass nicht noch mehr eingebildete oder reale Auslöser dazu kommen. Mit den drei Triggern Klimaanlage, Wetterwechsel und Pfefferminze kann ich ganz gut leben.

Gut gemeint

Ich wusste nicht, ob ich einfach nur laut auflachen sollte. Der Moment traf mich unvorbereitet, ich war einfach überrumpelt und zu keiner schlagfertigen Antwort in der Lage. Dieser sympathische, etwas ältere Mann, der mich schon viele Jahre kannte, den ich mochte und der auf eine erfrischende Art und Weise immer sagte, was er dachte, hatte jetzt ernsthaft diesen Vorschlag gemacht. Ohne einen Funken Ironie.

«Vielleicht wäre es das Beste, du würdest schwanger werden. Dann verschwinden die Kopfschmerzen bestimmt.»

Sollte ich ihm tatsächlich zehn Gründe nennen, warum man ein Kind bekommen sollte, und dass Kopfschmerzen nicht darunter waren? Stattdessen stammelte ich verlegen herum, dass ich glauben würde, es sei eher eine schlechte Idee, und die vielen Medikamente wären vermutlich auch nicht gut für das Baby. Ich ließ mich tatsächlich auf diese hirnrissige Unterhaltung ein. Wie soll man sich auch gegen all das herumschwirrende Halbwissen zur Wehr setzen? Ich selbst war voll davon. Irgendwo aufgeschnappte, über die Jahre ins eigene Weltwissen eingebaute Informationsfetzen ließen sich in jede Konversation einbauen und ganze Abendgesellschaften damit unterhalten.

Im Falle des Schwangerschaftsvorschlags konnte ich zumindest erkennen, dass er auf einer längeren Lebenserfahrung beruhte und sich an eine junge Frau richtete, deren Leben gerade heftig durcheinandergewirbelt worden war. Eine Schwangerschaft hätte neue Prioritäten gesetzt. Dahinter stand eine Mischung aus dem Wissen um die mysteriöse Macht der Hormone und dem Glauben an die psychische Kraft, die so ein Großereignis darstellt. Schwangerschaften machen Frauen strahlend schön, und manche befreiten sie eben auch von langjähriger Migräne.

Dabei wurden mir Großereignisse eigentlich nicht mehr zugetraut. Menschen schauen mit Bewunderung die Paralympics im Fernsehen und finden die Leistung der Sportler sensationell. Sie gelten als Vorbilder, starke Persönlichkeiten, die trotz Handicap viel erreichen können. Mein Handicap war noch nicht einmal sichtbar, und trotzdem hielt man mich für kaum belastbar. Plötzlich gab es gut gemeinte Aufforderungen, sich nicht zu überfordern, die Dinge mit einer gewissen Bescheidenheit anzugehen und seine Limitierung zu akzeptieren. Sobald ein größeres, schwierigeres Arbeitsprojekt anstand, wurde mir empfohlen, mich nicht unter Druck zu setzen, mir keinen Stress zu machen oder es vielleicht ganz zu lassen. Eine Geschäftsreise, die immer Spaß gemacht hatte, bedeutete plötzlich eine unzumutbare Belastung. Wenn ich dann sagte, dass es für mich keinen Unterschied mache, ich zu Hause genauso viele Kopfschmerzen hatte wie unterwegs, wurde der Einwand einfach überhört. Meine Welt sollte nicht größer sein als ein Miniaturenpark, wo es vom Eiffelturm zu den Pyramiden nur drei Meter sind.

Deshalb wurden auch meine Pläne, den großen Jahresurlaub

in Japan zu verbringen, besonders argwöhnisch kommentiert. Natürlich hatte ich mir selbst darüber Gedanken gemacht, wie sich eine Zeitumstellung von zwölf Stunden auswirken würde, wie anstrengend drei Wochen zu werden versprachen, wo ich von Ort zu Ort fuhr, ohne auch nur die Straßenschilder lesen zu können. Aber ich wollte nun mal nach Japan. Hätte ich auf die Menschen in meinem Umfeld gehört, wäre ich besser ins Allgäu gefahren. Frische Luft, gutes Essen und ausgedehnte Spaziergänge würden mir neue Kraft geben und die Kopfschmerzen vertreiben. Niemand konnte ahnen, dass mir die Berge eher Beklemmungen machten. Bevor ich krank wurde, hatte ich den letzten Sommerurlaub in den Dolomiten verbracht, und ich wollte auf gar keinen Fall an die Zeit erinnert werden, als alles noch gut war. Ich kannte mich, wenn ich einmal im Allgäu war, dann würde ich viel Zeit zum Nachdenken haben, und über was sollte ich mehr nachdenken müssen als über meine Schmerzen. Bei allen Komplikationen, die Japan mit sich bringen würde, zumindest hätte ich zum Grübeln keine Zeit. Es wurde in der Tat eine anstrengende Reise, aber sie war phänomenal. Bis heute steckt in meinem Portemonnaie ein Talisman gegen Kopfschmerzen, den ich mir am Meji-Schrein in Tokio gekauft habe.

All die Vorschläge aus meinem Freundes- und Bekanntenkreis machten mich oft schweigsam. Weder konnte ich sagen, dass ich es eigentlich schön fand und es mir guttat, dass sich die Menschen Gedanken machten und Anteil nahmen und gute Freunde sein wollten. (Denn das war es vor allem: ein vielleicht hilfloser Versuch, mir irgendwie zur Seite zu stehen.) Noch konnte ich entgegnen, dass die Tipps wenig mit meiner Krankheit oder meiner Person zu tun hatten. Ich fühlte mich eher wie ein Schulkind, dem man unterstellt, die Bauchschmerzen zu simulieren, um Mathe zu schwänzen. Da war ein Misstrauen, und die Ratschläge sollten es übertönen.

Deshalb hatte ich anfangs auch so viele Monate damit verbracht, Ursachenforschung zu betreiben. Selbst nach der Diagnose und der Erklärung, dass man die genauen Gründe für meine Beschwerden vielleicht nie finden werde, suchte ich immer noch nach einer letztgültigen «organischen» Antwort. Denn danach wurde ich immer gefragt. Wenn ich stattdessen ansetzte, die komplizierten Theorien zum Schmerzmechanismus zu erklären, war bei den meisten die Aufmerksamkeit nach 30 Sekunden dahin. Die Theorien waren komplett alltagsuntauglich und nicht zu vermitteln, selbst wenn jemand schon mal vom Schmerzgedächtnis gehört hatte. Eine einfache, knackige Antwort musste her. Dann hätte ich mir und anderen komplizierte Nachfragen ersparen können. Nachfragen laden zum Spekulieren ein, und dann gibt es kein Halten mehr. Beim heiteren Raten um eventuelle Ursachen kommt alles vor: falsches Essen, falsche Freunde, falscher Beruf, falsche Luft, falsche Kleidung, falsches Bett, falsche Zähne, falsch, falsch, falsch. Und die Folge davon waren die Kopfschmerzen.

Extensive Ursachenforschung dürften alle Menschen betreiben, die an einer «unsichtbaren» Krankheit leiden, von der es keine Röntgenbilder gibt, kein Blutbild oder kein Fieberthermometer, das eindeutige Ergebnisse liefert. Bei einer unsichtbaren Krankheit reagieren die Mitmenschen skeptisch. Der Zweifel steht sofort zwischen demjenigen, der davon berichtet, und jenem, der zuhört, aber es nicht überprüfen kann. Kopfschmerzen eignen sich dafür perfekt. Wie fatal das ist, lässt sich gut am Beispiel von Kindern mit Kopfschmerzen erklären. Die dazu aktuell vorliegenden Zahlen sind beunruhigend: Über die Hälfte, 52 Prozent, leiden an Spannungskopfschmerzen, zwölf Prozent an Migräne. Und doch erzählen die meisten betroffenen Kinder, dass sie das Gefühl haben, nicht ernst genommen zu werden, dass man ihnen unterstellt, sie tun nur so, weil sich häufig keine organische Ursache nachweisen lässt. Zurückgeführt werden die Beschwerden auf den steigenden Leistungsdruck an den Schulen. Für das Kind heißt das jedoch: Es schafft beides nicht, weder in der Schule klarzukommen noch die Kopfschmerzen loszuwerden. Selbstvorwürfe sind vorprogrammiert.

So blieb es mit den Ratschlägen schwierig. Handelte es sich um mehr Sport und frische Luft, war das vollkommen in Ordnung. Auch Schilderungen von guten Erfahrungen mit Osteopathen, Chiropraktikern oder Wunderärzten sind wirklich nett gemeint, und ich wollte ja auch davon hören, um vielleicht einen Weg für mich zu finden. Manchmal ließ ich es auch einfach über mich ergehen und nippte an den Anregungen wie am Fencheltee bei Magenverstimmung. Bis zu einer Feier zum 50. Geburtstag eines Freundes.

Der Abend schien einem ZDF-Fernsehfilm entsprungen und ließ kein Klischee aus: Die Gäste verteilten sich in Küche und Wohnzimmer, ein Büfett war aufgebaut, mit Nudelsalaten, Oliven und Brot, dazu Chili con Carne in einem Topf auf einer Warmhalteplatte. Ich fühlte mich trotzdem wohl, viele der Anwesenden kannte ich lange, auch wenn ich sie nur noch selten sah, weil wir nicht mehr am selben Ort wohnten. Deshalb wussten nur die wenigsten, dass ich vor knapp einem Jahr im Krankenhaus gewesen war. Als ich mich nach einem Getränk umschaute, trat eine flüchtige Bekannte neben mich. Sie bot mir einen Wein an, und ich lehnte ab. Das war ein Fehler, weil es erst die Aufforderung, doch ein Glas mitzutrinken, zur Folge hatte und dann die Nachfrage, wieso ich keinen Alkohol tränke. Ich übersprang die Fistel und sagte nur, dass ich chronische Spannungskopfschmerzen hätte und deshalb gerade auf Alkohol verzichtete.

Sie nickte zustimmend, und ich hoffte, dass das Gespräch damit eine andere Richtung nehmen würde. Doch sie hakte nach.

«Stimmt, ich habe davon gehört. Und es ist ja kein Wunder.»

Ich schaute sie fragend an.

«Na, du arbeitest halt zu viel mit dem Kopf.»

«Ah, wie?»

«Es ist doch so. Krankheiten treffen die Menschen dort, wo die Balance fehlt. Und bei dir war das doch schon immer so, als du studierst hast und jetzt bei deiner Arbeit. Alles immer nur mit dem Kopf.»

Wieder war ich um eine Antwort verlegen und fühlte mich angegriffen. Was sollte ich denn ihrer Meinung nach tun? Menschen, die mit den Händen arbeiten, benutzen doch auch ihren Kopf, zumindest hoffe ich das inständig, wenn wieder ein Klempner die Spüle auseinanderbaut. Ich wiegelte schlicht ab, dass ich jetzt einen Schmerztherapeuten hätte und wir auf einem guten Weg seien. Mir war nicht nach einem lauten Streit auf einer Party zumute, und ich hatte das Gefühl, dass diese Frau nicht die Einzige war, die so dachte. Womöglich würde ich im nächsten Moment einer ganzen Gruppe Gleichgesinnter gegenüberstehen. Denn längst galt es als schick, Krankheit psychosomatisch zu betrachten.

Einer der Startpunkte für die Psychosomatik findet sich in Sigmund Freuds allgemeiner Theorie der Neurosen. Er spricht vom «rätselhaften Sprung vom Seelischen ins Körperliche». Daran anknüpfend entwickelte Freud selbst das Konversationsmodell. Demnach werden Konflikte oder Wünsche symbolisch in körperlichen Phänomenen ausgedrückt. Diese Idee hatte also die Frau auf der Party auf mich angewandt. Das funktioniert erstaunlich gut und passt eigentlich immer. Hätte ich Rückenschmerzen gehabt, hätte es geheißen, ich hätte mir zu viel aufgeladen. Bei Magenbeschwerden würde ich zu viel runterschlucken und bei chronischem Schnupfen womöglich einfach die Nase «voll» haben.

Nicht dass ich es toll finde, aber all das tun wir doch immerzu, jeder von uns: sich zu viel aufladen, sich anpassen oder genervt sein. Ein Großteil unseres Alltags besteht daraus. Ich dachte immer, man nennt das «leben», zumindest wenn man sich in sozialen Zusammenhängen bewegt.

Mir fiel auf, dass ich mögliche psychosomatische Aspekte meiner Krankheit vielleicht zu leichtfertig abtat. Doch das war voreilig und tat der Psychosomatik unrecht. Wenn der Schmerz chronisch wird, hat er ja keine Warnfunktion mehr und führt auch nicht dazu, dass der Körper sich besser erholen kann, weil wir den gebrochenen Arm schonen oder uns für eine gewisse Zeit mehr Ruhe gönnen. Insofern hat er keinen biologischen Sinn, und hier setzen die Psychosomatiker an. Allen voran George Engel mit seinem wegweisenden Aufsatz «Psychogenic pain and the pain prone patient» von 1959. Als er diesen Aufsatz schrieb, gab es weder die Gate-Control-Theorie über den Schmerzmechanismus noch irgendwelche Belege für ein Schmerzgedächtnis, und doch nimmt er darin schon einiges vorweg. Für Engel gab es Menschen, die besonders für Schmerzen anfällig sind (= *pain prone patient*). Sie untersuchte er und stellte folgende Theorie auf: Schon als Kind erfahren wir Schmerzen und speichern sie ab. Wenn dazu noch eine emotionale Komponente kommt, also der Schmerz entweder als Bestrafung durch die Eltern erlebt wird und damit Schuldgefühle verbunden werden oder Schmerzen dazu führen, dass sich die Eltern dem Kind besonders zuwenden, dann werden auch später über Schmerz emotionale Konflikte gelöst. Engel ging davon aus – bevor Melzack und Wall erklären konnten, warum zum Beispiel Soldaten schwere Verwundungen erst bemerken, wenn sie außer Gefahr sind –, dass Schmerzen letztlich nur erlebt werden können, wenn unser Gehirn dabei mitarbeitet. Ohne Bewusstsein keine Schmerzen, stellte er als Psychiater fest.

Das war alles schlau gedacht, aber letztlich schießt Engel doch übers Ziel hinaus. So postulierte er, dass Schmerz immer und überall ein psychisches Phänomen sei. Er ging davon aus, dass man das schon daran erkenne, wie Menschen über Schmerz sprechen. Tun sie es knapp und präzise, liegt ein «realer» Schmerz vor; ausschweifende und ungenaue Beschreibungen, die viele Metaphern enthalten wie «wie mit einem Eispickel», sprächen hingegen dafür, dass es sich um einen psychogenen Schmerz handelt.

Besonders gefährdet sind für Engel Menschen, die depressiv und pessimistisch sind, die zur Selbstbestrafung wegen Schuldgefühlen neigen, die früh Gewalt erfahren haben, deren Sexualität konfliktbesetzt ist und die Aggressionen unterdrücken bzw. nach innen richten. Schmerzpatienten besitzen ihm zufolge keine Lebensfreude und hassen ihren Körper. Seine Idee einer für Schmerzen besonders anfälligen Person und die ihr zugeschriebenen Eigenschaften findet man bis heute, obwohl alle wissenschaftlichen Studien dies widerlegt haben und es keine «Schmerzpersönlichkeit» gibt.

Doch genau das hatte die Frau auf der Party unterstellt, und bestimmt hätte sie bei mir auch einige Anhaltspunkte dafür gefunden, wenn wir weiter gesprochen hätten. Kein Wunder, ich litt schließlich aktuell unter Schmerzen und legte deshalb gewisse Verhaltensauffälligkeiten an den Tag. Dazu gehören Ängstlichkeit und Depressivität. Was niemanden wundern sollte, denn Schmerzen zu haben, ist eine permanente Herausforderung. Allerdings ergeben sich diese Auffälligkeiten erst, *nachdem* man chronische Schmerzen bekommen hat, sie sind nicht vorher schon da. Der Schmerzexperte Walter Zieglgänsberger geht davon aus, dass 70 bis 80 Prozent der chronischen Schmerzfälle mit Ängsten und Depression einhergehen: «Die Situation chronischer Schmerzkranker gleicht der von Folteropfern. Folter funktioniert ja auch nicht nur durch direkte körperliche Gewalt, sondern bereits durch die Androhung von Schmerzen und die Angst davor. Gerade Kopfschmerz hat oft eine sehr stark Angst machende Komponente, weil wir es als besonders bedrohlich empfinden, wenn im Kopf etwas nicht stimmt.»

Im Zusammenhang mit Kopfschmerz wird gern auch von der Migränepersönlichkeit phantasiert. Die Vorstellung geht auf den Urvater der modernen Kopfschmerzforschung Harold Wolff zurück. In den dreißiger Jahren schrieb er Menschen mit Migräne folgende Eigenschaften zu: ehrgeizig, leistungsorientiert, perfektionistisch, zwanghaft ordentlich, unterdrückt feindselig. Ganz dem damaligen Zeitgeist gemäß wurden auch die Schädel der Patienten vermessen und ihnen eine außergewöhnliche Intelligenz, aber auch emotionale Zurückgebliebenheit nachgesagt. Auch andere körperliche Merkmale wie rote Haare, alterslose Schönheit und Anmut fänden sich bei Frauen mit Migräne häufiger. Vermutlich einer der sehr seltenen Fälle, wo ein Stigma so schön ausgestaltet wurde. Fast bedauerte ich, dass ich keine Migränikerin war.

Oliver Sacks führt dagegen in seinem Migräne-Buch ein sehr einleuchtendes wie banales Argument ins Feld: Weil Migräne so unterschiedlich ausschauen kann und ebenso viele verschiedene psychologische Gründe dafür vorliegen können, ist es nicht möglich, eine einfache Verbindung dazwischen zu ziehen, sondern es ergeben sich so viele Kombinationsmöglichkeiten, dass es am Ende doch darauf hinausläuft, dass es bei jedem Menschen anders gelagert ist. Schon aus diesem Grund hält er eine «Migränepersönlichkeit» für Unfug. Was nicht heißen soll, dass die Psyche gar keine Rolle spielt. Er hält es für möglich, dass es eine «Flucht in die Krankheit» gibt, aber alles in dem Rahmen, dass unser Körper und seelisches Befinden komplex sind. So einfache Kurzschlüsse wie «ich arbeite zu viel mit dem Kopf, deshalb habe ich Kopfschmerzen» sind jedenfalls unzulässig.

Nachdem mein Ärger über die angebliche Schmerzpersönlichkeit verflogen war, fand ich den Satz, der mir bei zukünftigen Diskussionen gute Dienste leisten sollte. Gesagt hat ihn jemand anderes, Hans-Christoph Diener, einer der führenden Kopfschmerzexperten in Deutschland: «Für mich hat jeder Kopfschmerz eine organische oder biologische Grundlage. Einen rein psychogenen Kopfschmerz gibt es nicht. Aber die jeweilige Ausprägung ist sehr stark von der Psyche bestimmt, also von der Frage: Wie gehe ich mit meinem Schmerz um, wie verarbeite ich ihn.» Partytauglich umformuliert heißt das, mein Kopfschmerz hat nichts damit zu tun, ob ich zu viel nachdenke oder mir bei der Arbeit zu viel zumute, mein Kopfschmerz ist eine Krankheit, die mich an manchen Tagen hat verzweifeln lassen, aber die nicht mein Leben bestimmt.

Kann man Schmerzen messen?

Es wäre nur ein kleines Röhrchen. Vielleicht ein geschwungenes Design, glattes, weißes Plastik. Wie ein Fieberthermometer oder ein Schwangerschaftstest. Man würde es sich in den Mund stecken, und wie bei einem Thermometer erhielte man in weniger als einer Minute ein exaktes Ergebnis. Zum Beispiel eine 3. Oder eine 6 oder 0. Aus diesen Ergebnissen ließen sich gleich genaue Anweisungen zum weiteren Verhalten ableiten: etwas mehr Schlaf, eine Aspirin oder noch ein Spaziergang an der frischen Luft. Für ein solches Gerät würde ich alles geben: ein Schmerzometer. Die Vorteile des Schmerzometers liegen auf der Hand. Schmerz wäre keine Sache des subjektiven Empfindens mehr – ein Empfinden, das unter Schmerzen durchaus getrübt sein kann. Seinen Mitmenschen würde man nur das Röhrchen hinhalten, und alles wäre klar. Die Frage, ob man simuliert, stellte sich nicht mehr, ebenso wenig, ob es auszuhalten ist oder nicht. Auch was der Schmerz bedeutet, was in ihn hineingelegt und gelesen werden kann, würde ebenfalls mit einem Schlag wegfallen. Die

Entscheidung über die Wahl des Schmerzmittels, der Dosis und des Zeitpunkts wäre auch einfach und wissenschaftlich evaluiert zu treffen. Nie wieder würde der Schmerzpatient vor dem aufgereihten Arsenal aus Medikamenten sitzen und sich fragen, was nehme ich denn jetzt und wie viel. Leider gibt es das Schmerzometer nicht in der Apotheke, und die Versuche, ein solches Gerät zur Marktreife zu bringen, gehören eher ins Kuriositätenkabinett.

1888 gab es den ersten Schmerzmesser, den Ästhesiometer, der aussah wie ein Schraubstock. Auch alle anderen Geräte ähnelten Folterinstrumenten, ob sie nun Algesimeter, Palpometer oder Algorimeter hießen. Sie fügten den Menschen Schmerz zu, aber wissenschaftliche Ergebnisse lieferten sie keine. 1940 wurde von drei Wissenschaftlern der Cornell University der sogenannte Dolorimeter entwickelt, und im Gegensatz zu seinen Vorgängern erfreute er sich unter Forschern großer Beliebtheit und schaffte es sogar auf die Titelseite des *Time Magazine*. Doch Schmerzen messen konnte auch er nicht.

Denke ich an die Zeichnungen zurück, die ich noch im Krankenhaus angefertigt habe, oder daran, wie unsicher ich auf die Frage nach der Stärke des Schmerzes reagiert habe, oder an Doktor K.s Nachfrage, um wie viel Prozent sich der Schmerz gebessert habe, dann wird mir selbst noch einmal klar, wie komplex das Erlebnis Schmerz ist. Was wir empfinden und was der Schmerz bei uns auslöst, ist so wenig teilbar oder mitteilbar. Sowohl wie man erzogen wurde als auch was für ein Bild man gerade von sich abgeben möchte, bestimmt ganz klar, wie man die Frage nach der Stärke des Schmerzes beantwortet. Und irgendwie fühlt sich diese Subjektivität nicht gut an. Weder, wenn man etwas zu sehr jammert, noch, wenn man herunterspielt und überspielt, was man spürt. Seinen Schmerz mitzuteilen, ist mit Unbehagen verbunden und der Wunsch nach einem Schmerzometer vermutlich deshalb so groß.

Neuere Untersuchungen und verschiedene Experimente haben gezeigt, dass jeder Mensch ganz unterschiedlich auf einen Reiz reagiert. Die einen spüren fast nichts, andere bringt er an ihre Leidensgrenze. Ist der eine zu zimperlich und der andere einfach hart im Nehmen? Oder will jemand einfach nur so tun, als würde es ihm nichts ausmachen? Mit Hilfe der Bilder eines Magnetresonanztomographen kann man inzwischen zeigen, dass die Teile des Gehirns, die zur Schmerzmatrix gehören, bei jenen, die mehr jammerten, auch stärker aktiv waren. Das ist zum Teil auf das Erbgut zurückzuführen, aber das allein reicht nicht, um die unterschiedliche Schmerzempfindlichkeit zu erklären.

Auch wenn man nicht das eine Wundergerät hat und es noch weiterer Grundlagenforschung bedarf, die Natur des Schmerzes kann man mit Worten versuchen zu umschreiben und damit auch greifbarer zu machen.

Das erste Mittel ist ein Stück Papier. Ein Blatt, auf dem Tag für Tag notiert wird, was der Schmerz jeweils war. Wie er sich anfühlte, wie stark er war, wie lange er dauerte. Schwarz auf weiß zeigt sich dort, was sonst unsichtbar bleibt. Gezähmt in Zeilen, nüchtern abgekürzt und in Rubriken sortiert. Alle Schmerzpatienten werden aufgefordert, in so einem Schmerzkalender täglich ihren Zustand zu dokumentieren. Er gehört zur Grundausstattung jeder Schmerztherapie, und es gibt ihn in vielen Ausführungen, die Deutsche Kopfschmerzgesellschaft, Schmerzkliniken, auch Krankenkassen haben ihn kostenlos als Download auf ihren Internetseiten stehen. Inzwischen werden auch Apps angeboten, wo man dann die Daten direkt auswerten kann und Diagramme über den Schmerzverlauf angezeigt werden.

Ob mir schon im Krankenhaus ein Kopfschmerzkalender in die Hand gedrückt wurde oder ob Doktor K. mich darauf hingewiesen hat, kann ich nicht mehr genau sagen. Mir kommt es so vor, dass ich vor meinem ersten Besuch bei ihm bereits angefangen hatte, mir Notizen zu machen. Vielleicht waren es aber auch nur die krakeligen Zeichnungen mit einer eigenen Symbolsprache aus Blitzen, kleinen Messerchen und Wölkchen. Unsystematisch und medizinisch völlig irrelevant, aber in ihrer Hilflosigkeit rühren sie mich heute.

Über die Jahre habe ich über 30 Kopfschmerzkalender ausgefüllt. Gewissenhaft, abends am kleinen Küchentisch, schrieb ich mit Bleistift auf, was ich getan hatte, welche Tabletten ich genommen hatte, wie lange und wie schlimm die Schmerzen waren. Manchmal war am Ende des Monats alles verwischt, und es herrschte ein Durcheinander in den einzelnen Spalten, dass man kaum etwas erkennen konnte. Dann übertrug ich alles fein säuberlich auf die Blanko-Ausdrucke, die ich mir aus dem Internet besorgt hatte. Diese ordentlichen Zettel steckte ich ein, wenn ich zu Doktor K. ging. Für das Chaos auf den Blättern hätte ich mich geschämt, auch wenn es meinem Zustand mehr entsprochen und ihm vielleicht eine ganz eigene Geschichte erzählt hätte.

Auf jedem Ausdruck stand mein Name, der Monat und das Jahr. Eine Spalte war für die Arzneimittel vorgesehen, die ich an den einzelnen Tagen nahm. Ich notierte sie mit selbstausgedachten Buchstabenkürzeln; Vorschläge wurden auf dem Formular nicht gemacht, dazu ist das pharmazeutische Angebot einfach zu groß, und jeder Patient bedient sich seiner ganz eigenen Mischung von Mitteln.

Für die Rubrik «Auslöser» oder «Trigger» gab es dagegen meist eine Vorauswahl: Aufregung und Stress, Erholungsphase, Schlafrhythmus, Menstruation oder verdächtige Nahrungsmittel: Käse, Alkohol, Schokolade, Kaffee. Es blieb Platz für das, was man selbst herausfinden sollte.

«Mach dir Notizen und der Schmerz verschwindet», heißt es in Virginia Woolfs Roman «Die Jahre». Gedanken niederzuschreiben hat eine große Kraft, so schafft man Ordnung und Überblick. Aufschreiben erleichtert und hilft beim Nachdenken, weil man sein Inneres von außen betrachtet. Tagebücher, Protokolle und die Psychoanalyse funktionieren so. Schmerzen zu protokollieren ist zu Beginn gar nicht mal so einfach. Über jede Kleinigkeit macht man sich Gedanken. Begannen die Kopfschmerzen um Viertel vor neun oder schon zwanzig Minuten früher? Waren sie dann wirklich ununterbrochen da, oder hat man nicht genau darauf geachtet? Waren sie nur auf einer Seite, oder wechselten sie im Laufe des Tages hin und her? Statt der gewünschten Übersicht herrscht große Verwirrung. Schließlich möchte man den Kalender ja so gut wie möglich ausfüllen, damit das Muster, das entsteht, auch präzise ist. Darin könnte sich ja ein Hinweis verbergen, den man bisher übersehen hat.

Im Laufe der Zeit musste ich für mich jedoch feststellen, dass es um die groben Dinge ging. Waren die Schmerzen eher mittel oder stark, hielten sie eher vier Stunden an oder doch mehr oder weniger den ganzen Tag, und wann und was habe ich an Medikamenten genommen? Zusätzlich notierte ich Außergewöhnliches: ein heftig einschießender Blitz, der mich zusammenzucken ließ, oder ungewöhnlich dumpfes Drücken, das mir auch auf den Magen schlug.

Bestimmt schaut nicht jeder Kalender so extrem aus wie meiner in den ersten Jahren. Und ich bin mir nicht sicher, ob der Schmerz dadurch verschwindet, dass man ihn aufschreibt, wie Virginia Woolf nahelegt. Aber ein großer Effekt der Notizen ist sicherlich, dass man auch sieht, wie gut es einem geht. Also, wenn man nur wenige Tage ein Schmerzmittel nehmen musste und ansonsten gut ohne ausgekommen ist. Denn häufig genug erscheinen einem die Schmerzphasen im Rückblick länger und quälender, als sie tatsächlich waren. Ohne Notizen bleibt oft eine Art Ungewissheit zurück. So jedenfalls meine Erfahrung. Ohne die Notizen könnte ich heute gar nicht mehr genau sagen, wie sich die Wochen und Monate angefühlt haben. Die Erinnerung spielt da irgendwie nicht mit. Eine Erklärung dafür, warum dies so ist, fand ich in dem Buch «Schnelles Denken, langsames Denken» des Psychologen und Nobelpreisträgers Daniel Kahneman.

Er hatte ein Experiment entworfen, das erklären sollte, wie wir Schmerzen beurteilen. Während einer Darmspiegelung ohne Betäubung wurden die Patienten jede Minute gefragt, wie intensiv sie auf einer Skala von eins bis zehn die Schmerzen empfinden. Einige Zeit nach der Untersuchung wurden sie danach gefragt, wie sie diese rückblickend beurteilten. Es stellte sich heraus, wenn der Eingriff kurz war, aber auf dem Schmerzhöhepunkt endete, behielten ihn die Patienten in schlechter Erinnerung. War es dagegen ein langer Eingriff mit mehr erlebten Schmerzen, aber am Ende verbunden mit eher ausklingenden Schmerzen, wurde er als erträglicher empfunden. Noch deutlicher wurde dieser Unterschied bei einem Versuch, der sich «Kalte-Hand-Situation» nannte. Die Probanden hielten einmal 60 Sekunden und einmal 90 Sekunden ihre Hand in kaltes Wasser; für die letzten 30 Sekunden des langen Experiments wurde das Wasser um ein Grad erwärmt, und alle Probanden stellten eine leichte Abnahme des Schmerzes fest. Bei einem dritten Versuch durften die Teilnehmer dann entscheiden, welchen der beiden Versuche sie wiederholen wollten. 80 Prozent entschieden sich für den längeren und damit für 30 Sekunden mehr vermeidbare Schmerzen. Sie entschieden nicht rational, sondern intuitiv, was sie weniger mochten.

Es darf sich also niemand darüber wundern, dass ich heute häufig nur mit den Schultern zucke, wenn mich jemand nach den

Jahren mit dem Dauerkopfschmerz fragt, und sage, es war alles gar nicht so wild. Wie die Schmerzen nach und nach mehr wurden, verschwanden sie auch wieder. Ihre Intensität verringerte sich über viele Monate, weshalb ich die gesamte Phase nicht mehr als eine schlimme Zeit in meinem Leben sehe. Nur wenn die Schmerzen in ihrer alten Heftigkeit zurückkehren, hat mein *erlebendes Selbst* – wie es Kahneman nennt – die Oberhand, und ich verzweifele darüber. In der übrigen Zeit spielt mir das *erinnernde Selbst* einen Streich. Anhaltende, nicht sehr ausgeprägte Schmerzen empfinden wir als weniger schlimm als heftige, starke Schmerzen für eine kurze Dauer. Die tatsächliche Erfahrung scheint hier weniger zu zählen als die Erinnerung.

Kahneman hat auch gezeigt, dass wir im Bezug auf Schmerzen richtiggehend Fehlentscheidungen treffen, sodass «die meisten Menschen den Schmerzerfahrungen ihres erlebenden Selbst bemerkenswert gleichgültig gegenüberstehen ... So seltsam es auch erscheinen mag, ich bin mein erinnerndes Selbst, und das erlebende Selbst, das mein Leben lebt, ist für mich wie ein Fremder.» Damit hatte ich auch eine Erklärung gefunden, warum mir die Beurteilung der Kopfschmerzen in den ersten Monaten so schwergefallen war. Warum sie mir nach den Eingriffen rund um die Fistel nicht richtig aufgefallen waren bzw. ich sie nicht ernst genommen hatte. Dass die Schmerzen auszuhalten waren, machte es schwer, sie richtig einzuschätzen und zu entscheiden, was gegen sie unternommen werden sollte. Ich wollte die Schmerzen ertragen, sie galten mir als Indikator, dass es mir bessergehen würde, wenn sie mit der Zeit irgendwie weniger werden würden. Hätte ich über den Verlauf Buch geführt, wäre mir wahrscheinlich aufgefallen, dass ich mir etwas vormachte. Aber wie die Menschen bei der «Kalte-Hand-Situation» die objektiven Fakten ignorierten, machte ich mir noch nicht mal die Mühe, welche zu sammeln.

Eine wichtige Form, sich Schmerz objektiv zu nähern, ist der McGill Pain Questionnaire, ein Fragebogen zum Selbstausfüllen, den Patrick Melzack und Warren S. Torgerson von der McGill University in Montreal entwickelt haben. Er besteht unter anderem aus einer Liste von 80 Adjektiven, die in 20 Gruppen eingeteilt sind. Die Patienten sollen aus jeder Gruppe mindestens ein Wort auswählen, das ihre Schmerzen treffend beschreibt. Ich gebe die Liste hier einfach wieder, weil sie auf dem Vokabular der Betroffenen beruht. Die Adjektive werden entweder häufig von Patienten genutzt, oder sie tauchen in Texten über Schmerz auf. Außerdem rufen die Beschreibungen beinahe schon schöne Bilder hervor. Flatternder Schmerz erinnert mich an ein buntes Band, das sorglos im Wind herumwirbelt. Sind sie eher nagend, kann es schon mal sein, dass ich ein kleines Eichhörnchen herbeiphantasiere, das eine Haselnuss knackt.

1. flatternd, zitternd, pulsierend, pochend, schlagend, hämmernd
2. sprunghaft, einschießend, blitzartig
3. piksend, bohrend, aufbohrend, erstechend, niederstechend
4. scharf, schneidend, zerreißend
5. zwickend, drückend, nagend, krampfend, erdrückend
6. ziehend, zerrend, reißend
7. heiß, brennend, glühend, siedend
8. kribbelnd, juckend, beißend, stechend
9. dumpf, wund, weh, schmerzend, heftig
10. weich, angespannt, kratzend, spaltend
11. ermüdend, erschöpfend
12. ekelhaft, erstickend
13. bedrohlich, schrecklich, entsetzlich

14. plagend, strafend, gemein, bösartig, mörderisch
15. elend, erblindend
16. störend, ärgerlich, erbärmlich, intensiv, unerträglich
17. sich ausbreitend, ausstrahlend, eindringend, durchdringend
18. straff, taub, zusammenziehend, quetschend, zerreißend
19. kühl, kalt, eisig
20. hartnäckig, übelerregend, quälend, furchtbar, marternd

Anfangs waren es 102 Wörter, die mit der Zeit reduziert wurden. Die Wörter lassen sich unterscheiden nach Sinneseindrücken: heiß und kalt, nach einer emotionalen Komponente: beängstigend, bestrafend, grausam, und schließlich nach Kriterien, die auf eine subjektive Beurteilung hindeuteten: fürchterlich, qualvoll, nebensächlich. Das setzt natürlich viel voraus. Allein wenn man nicht aus einem westlichen Kulturkreis stammt oder ein Kind ist, können die Wörter einem einfach nichts sagen.

Dennoch ist mehr oder weniger unbestritten, dass der Fragebogen sinnvoll ist. Je nach Art der Schmerzerkrankung wiederholen sich die Beschreibungen, was wiederum für die Diagnose genutzt werden kann. Und innerhalb einer Patientengruppe kann sich dann der Arzt auch eine Vorstellung davon machen, wie sehr sein Patient leidet. So haben Untersuchungen gezeigt, dass man anhand der Beschreibung von Schmerzen im unteren Rücken bereits einiges über die Ursache erfahren kann. Lag eine physiologische Veränderung vor, benutzten die Patienten andere Wörter, als wenn es sich um Rückenschmerzen ohne geklärte Ursache handelte.

Besonders martialisch finde ich die Kategorie, wo es um den punktuellen Charakter des Schmerzes geht. Hier kann man sich sofort die Gegenstände und Geräte vorstellen, die einen malträtieren. Der Schmerz ist dann piksend, bohrend, aufbohrend, stechend, lanzierend. Neben einer Bohrmaschine, einer Lanze und einem Pikser hatte ich noch ein Florett, eine Axt und ein Spalteisen in meiner persönlichen Schmerzhandwerkskiste.

Der Fragebogen geht außerdem darauf ein, wie sich der Schmerz im Laufe des Tages verhält. Also ob er permanent da ist oder nur phasenweise. Ebenso ob es Auslöser gibt und was ihn verändert (Bewegung, Wärme, Massagen, Alkohol, Sex, Schlaf etc.). Erst in der letzten Sektion wird die Stärke des Schmerzes abgefragt (von mild bis unerträglich) und mit jenen Schmerzen verglichen, die jeder schon einmal hatte: Zahnschmerzen, Kopfschmerzen, Magenschmerzen.

Aus all diesen Angaben ergibt sich am Ende eine Punktzahl zwischen 0 und 78. Je höher die Zahl, desto größer der Schmerz. Beim Ausfüllen dieses Bogens komme ich für einen durchschnittlichen Tag auf 64 Punkte. Ich benutze dazu die Eintragungen aus meinen Schmerzkalendern, damit mein erinnerndes Selbst hier nicht die Oberhand hat. Ungläubig starre ich diese Zahl an, doch so muss es wohl gewesen sein. Ich war eine 64. Obwohl ich es erlebt habe, kann ich es mir heute nicht mehr vorstellen. Allerdings glaube ich, dass diese Zahl für meine Umwelt viel wichtiger gewesen wäre. Sie hätte eine Idee davon bekommen, dass 64 nicht weit von 78 entfernt ist und schon eine 28 eine große Verbesserung dargestellt hätte. Manchmal sind Zahlen dann doch emotional.

Auch alle anderen gängigen Methoden zur Erfassung von Schmerz basieren auf Beschreibung und Bewertung. Beim chronischen Schmerz kann sich der Arzt eben meist nur auf die Aussage des Patienten stützen. Damit geht die Schmerztherapie gezwungenermaßen den umgekehrten Weg wie die sonstige Medizingeschichte. Der Historikerin Joanna Bourke zufolge ist in den letzten 200 Jahren mit jedem neuen medizinischen Gerät die Patientenaussage ein wenig überflüssiger worden. Am Ende, so Bourke, bleibt nur noch die möglichst knappe Antwort auf die Frage «Wo tut es denn weh?». Alles andere sind fast schon Störgeräusche, die den Arzt nur ablenken. Er lässt den Rest lieber Bluttests, EEGs, Röntgenstrahlen oder Ultraschall erledigen.

Und dann sitzt da plötzlich jemand wie ich. Im Gegensatz zu den meisten anderen Kopfschmerzpatienten besitze ich sogar richtig viele Arztbriefe, Bilder von meinem Kopf auf unhandlichen Röntgenbögen, Bilder von meinem Kopf auf CD gebrannt, Auswertungen von Elektroenzephalographien. Und doch musste ich immer wieder erzählen und beschreiben, wo der Schmerz steckt, wie häufig er da war, wie heftig, welchen Charakter er hatte. In Zeiten der Hightech-Medizin lässt die Schmerztherapie die Geräte beiseite und arbeitet wieder mit Worten. Damit bekommt auch der Schmerz eine Sprache zurück.

Zurück, sage ich, weil in der theoretischen Auseinandersetzung häufig davon zu lesen ist, dass uns beim Schmerz die Worte fehlen. An dieser Stelle wird dann wieder Virginia Woolfs berühmter Essay «Über Kranksein» zitiert: «Das Englische, das die Gedanken Hamlets und die Tragödie des Lear ausdrücken kann, hat keine Worte für den Fieberschauer und das Kopfweh.» Woolf mag zwar an die Kraft des Schreibens geglaubt haben und sprach deshalb auch vom Verschwinden der Schmerzen, wenn sie niedergeschrieben werden. Aber das Niederschreiben bleibt immer mangelhaft, weil die Worte der Erfahrung nicht nahe kommen.

Dem Versagen der Sprache gegenüber dem Schmerz hat auch Elaine Scarry in ihrem Buch «Der Körper im Schmerz» nachgespürt: «Der körperliche Schmerz hat keine Stimme ... der Schmerz sträubt sich gegen die Sprache», schreibt sie, und weiter: «doch Schmerz ist nicht Schmerz von oder nach etwas; Schmerz ist nur er selbst. Diese Objektlosigkeit, das Fehlen jeglichen referentiellen Gehalts, machte es nahezu unmöglich, ihn in Worte zu fassen.» Das klingt überzeugend. Schon möglich, dass uns Wortlosigkeit überfällt, wenn wir Schmerzen erleiden, uns nur abgenutzte Metaphern bleiben – von einem heißen Bügeleisen auf nackter Haut oder einem Eispickel, der sich in den Schädel rammt.

Doch was wäre, wenn Elaine Scarry recht hätte? Wenn es keine angemessene Sprache für Schmerzen gäbe? Wie sollte dann jemals die Brücke zwischen Patient und Arzt geschlagen werden? Der Fleck auf dem Gehirnscan, der den Schmerz sichtbar macht, bringt zwar Objektivität in eine stark subjektive Empfindung, aber ohne eine Beschreibung durch den Patienten bleibt es nur ein Fleck. Joanne Bourke meint deshalb, dass der Fleck keine Antwort darauf gibt, was Schmerz ist, und schlägt vor, von Schmerz als einem Ereignis auszugehen, das immer mit einer bestimmten körperlichen, historischen, sozialen oder philosophischen Dimension verbunden ist. Dabei argumentiert sie, dass man Schmerzen viele Jahrhunderte als von Gott oder anderen höheren Mächten gesendet verstanden hat. Dann löste die Evolutionstheorie diese Vorstellung ab, und Schmerz bekam eine Aufgabe zugewiesen: uns vor weiteren Verletzungen zu schützen. Das bedeutet: Wenn jemand in seinem Leben nie Kopfschmerzen hatte, wird es ihm vielleicht schwerfallen, meinen Beschreibungen Glauben zu schenken oder es nachzuempfinden. Aber er versteht ihre Funktion. Und natürlich reicht unser Verstand dafür aus, uns Dinge vorzustellen, die wir noch nie gesehen oder gefühlt haben: je nach Jahrhundert die Erde als Kugel, Radioaktivität, das Higgs-Teilchen oder unsichtbare Planeten um andere Sterne.

Es mag vielleicht keine adäquate Sprache des Schmerzes geben oder eine nicht immer ganz ausreichende, aber ganz sprachlos ist Schmerz nicht. Schließlich gibt es all die Adjektive, die sorgsam umschreiben, wie er sich anfühlt. Und vielleicht hätte ich für meinen Kopfschmerzkalender statt grauem Bleistift Buntstifte nehmen sollen. Für die rote Wut oder die giftgrüne Verzweiflung, die blaue Übertreibung und die gelbe Gleichgültigkeit, die jeden Schmerzpatienten irgendwann einmal befallen.

Was würde es also nützen, wenn ich meine Schmerzen messen könnte? Wenn ich eine genaue Sprache dafür hätte? An dem, was der Schmerz in mir anstellt und für mich bedeutet, vermutlich nichts. Der Unterschied wäre, dass es im Zwischenmenschlichen nicht so häufig knirschen würde. Das Unvermittelbare am Schmerz prägt den Umgang damit in beide Richtungen. Wer denkt, dass alles, was er sagt, nie genau den Punkt trifft, vermutet beim Gegenüber, dass er nicht ansatzweise versteht, wie es in einem ausschaut. Wer nur ausgeschmückte Umschreibungen eines Zustands hört, aber nichts davon sehen, anfassen, hören oder spüren kann, fragt sich vielleicht, warum jemand gerade lustlos die Tomaten auf dem Teller vor sich hin- und herschiebt. Es lag weder an schlechter Laune noch den Tomaten, ich hatte einfach nur Kopfschmerzen.

Schmerzzentrum

Die Frau ließ ihre Hand zwischen Nacken und Haare gleiten, hob ihre lange Mähne leicht an, als wenn sie etwas Luft hineinlassen wollte. Hatten die Haare diesen leichten Stich ins Hennarot? Oder spielt mir meine Erinnerung einen kleinen Streich? Die Frau war groß, eine stattliche Erscheinung, und sie war umringt von anderen Frauen. Vielleicht handelte es sich um das regelmäßige Migräne-Treffen, das das Kopfschmerzzentrum anbot? Schnell war klar, dass sich alle hier kannten. Nur ich war neu. Die Gruppe von Frauen unterhielt sich, und ich wartete allein.

Über das Wort Schmerzzentrum stolpere ich noch heute. Damals, als ich gerade damit beschäftigt war zu verstehen, was eigentlich chronische Schmerzen sind, und ich mir etwas mühsam und für meinen Laienverstand versucht hatte zu erklären, wie Schmerz im Körper funktioniert, kam der Ausflug ins Kopfschmerzzentrum genau richtig. Dort würde ich sicher mehr erfahren – über die Schmerzmatrix im Gehirn, das Schmerzgedächtnis und wie man mit der Krankheit umgeht.

Vorgeschlagen hatte den Termin Doktor K., der es für sinnvoll hielt, meine Therapie mit anderen Experten abzustimmen. Meine Daten über Verlauf der Krankheit, Wirkung von Medikamenten oder den Einfluss von anderen Therapieformen würden in größere Studien einfließen. Dabei kämen dann irgendwann repräsentative Zahlen heraus, wie sie durch die Artikel über chronische Schmerzerkrankungen geistern. Dagegen hatte ich nichts einzuwenden, schließlich wollte ich eine vorbildliche Patientin sein. Ich war bereit für eine zweite Meinung und Fachwissen.

Dann schnappte ich von der großen Frau mit dem hennaroten Haar den Satz auf: «Das habe ich vor zwanzig Jahren schon ausprobiert. Geholfen hat es nicht.» Was genau sie probiert hatte, konnte ich nicht verstehen. Es war auch einerlei. Dieser Satz aber beschrieb haargenau, was ich in finsteren Momenten befürchtete. Mein erster Besuch bei den Leidensgenossen und -genossinnen schien das augenblicklich zu bestätigen. Noch in zwanzig Jahren würde ich hierherkommen, hätte den Behandlungsvorschlägen brav Folge geleistet, aber nichts hätte etwas gebracht. Meinem unheilvollen Schicksal konnte ich nicht entkommen.

Als ich noch einmal zu den Frauen hinüberblickte, bemerkte ich, dass niemand verzweifelt aussah. Im Gegenteil, sie gaben sich ausgesprochen entspannt, und es wirkte so, als würde gleich jemand seine Stricksachen auspacken und jemand anderes eine große Platte Pflaumenkuchen in die Mitte stellen. Das Schmerzzentrum war ihr geschützter Ort. Hier wurde sich um sie gekümmert, hier kümmerten sie sich umeinander.

Ich dagegen war hierhergefahren, als wenn ich mich für ein Astronautentraining bewerben würde, als wäre das Zentrum ein Ableger der NASA, wo ich fit gemacht würde für eine Mission in eine unbekannte Galaxie. Hier gäbe es ungeheure neue Erkenntnisse, Forschung auf Spitzenniveau und Entdeckungen so revolutionär wie die Teflon-Pfanne. Für mich war das Zentrum so etwas wie das Cape Canaveral der Kopfschmerzen.

Die Anreise hätte mich jedoch schon skeptisch stimmen sollen. Offiziell gehört das Zentrum zu einem größeren Klinikverbund in einer mittelgroßen Universitätsstadt, aber die Räume befinden sich abseits davon in einem anderen Stadtviertel. Mit einer kleinen Tram war ich vom Bahnhof dorthin gefahren und stand am Ende vor einem gewöhnlichen Wohnhaus. Hier ging es auch nicht viel anders zu als in einer normalen Arztpraxis: Termin auf Termin, Sprechstunden, Spezialsprechstunden. Die Informationsveranstaltungen stellten ein gewisses Extra dar: Migräne, Kinderkopfschmerz, Clusterkopfschmerz, Entspannungstechniken ... Neues gab es hier zunächst einmal nicht zu entdecken.

Inzwischen findet sich vielerorts in Deutschland ein Schmerzzentrum, eine an ein Klinikum angegliederte Schmerzambulanz oder eine spezialisierte Schmerzklinik. Die meisten Einrichtungen behandeln alle Schmerzerkrankungen, einige haben sich Schwerpunkte ausgeguckt. Für Kopfschmerzen schaut man am besten auf der Internetseite der *Deutschen Migräne- und Kopfschmerzgesellschaft* nach. Die Liste der Adressen ist schon recht lang, doch weist der Deutsche Ärztetag zu Recht darauf hin, dass es immer noch eine Unterversorgung für Schmerzpatienten gibt, besonders in den ländlichen Gegenden. Im Mai 2014 hatten 4700 Ärzte eine schmerztherapeutische Zusatzqualifikation, immerhin 1500 mehr als noch knapp zehn Jahre vorher. Gleichzeitig sind bundesweit aber nur 1043 Ärzte dafür ausgebildet, chronische Schmerzen zu behandeln. Bei geschätzten fast 20 Millionen chronischen Schmerzpatienten ist das zu wenig.

Doch diese Zahlen braucht man gar nicht, um die Versorgungssituation von Schmerzpatienten hierzulande einschätzen zu können. Man muss nur versuchen, einen Untersuchungstermin zu bekommen, egal, ob bei einem niedergelassenen Arzt oder in einer Klinik. Meist hat man sich Monate zu gedulden. Jemanden drei Monate oder länger mit Schmerzen warten zu lassen, grenzt an Quälerei. Vielleicht stirbt er oder sie nicht daran, aber bedenkt man die immensen Probleme, die sich durch die Chronifizierung ergeben, ist es noch weniger zu verstehen, warum nicht alles dafür getan wird, eine frühzeitige Behandlung zu ermöglichen. Abgesehen davon, unnötiges Leiden zu verhindern, gibt es auch wirtschaftliche Argumente: Auf 20 Milliarden Euro belaufen sich jährlich die Ausgaben für Arbeitsunfähigkeit und Frühverrentung aufgrund von Schmerzen.

Als ich mich ins Schmerzzentrum aufmachte, hatte ich bereits gut sechs Monate Kopfschmerzen. Wenn ich jemandem davon erzählte, bekam ich viele Ratschläge, welche Therapie ich ausprobieren, welchen Arzt ich aufsuchen sollte. Keiner meiner Bekannten oder Freunde erwähnte einen Schmerztherapeuten, eine Schmerzklinik oder ein Schmerzzentrum. Das war weder böse gemeint, noch gingen die Leute davon aus, dass ich eh schon alles im Internet recherchiert hätte. Sie wussten einfach nicht, dass es spezielle Orte für die Behandlung von Schmerzen gibt. Sie hielten meine Schmerzen für ein Symptom, das auf alles Mögliche hinweisen konnte: Probleme an der Halswirbelsäule, Blutdruck, Stress, eine eiternde Zahnwurzel oder Depressionen. Nur Kopfschmerzen als Krankheit hat man nicht.

Je nach Arzt fällt dann die Behandlung aus: Der eine senkt den Blutdruck, der andere massiert und renkt Wirbel ein, der nächste verschreibt Hormone. Eine neue Brille und Zahnersatz bekommt man meist auch noch. Wäre es nicht so traurig, könnte man die jahrelange Odyssee der meisten Schmerzpatienten als eine Art Rundumerneuerung sehen. Ich gebe zu, dass auch ich viel habe machen lassen. Nicht, weil ich mir davon Hilfe gegen meine Schmerzen erwartet hätte, ich wollte einfach keine unnötigen Baustellen an meinem übrigen Körper.

Dass in meinem Freundes- und Bekanntenkreis irgendwann dann doch mehr über Schmerz gesprochen wurde, hing mit dem Tod zusammen. Diskussionen darüber, wie wir sterben wollen, über Patientenverfügungen, über eine immer älter werdende Gesellschaft und Hospize waren mit dem Wunsch verbunden, möglichst ohne Schmerzen die letzten Tage und Wochen des Lebens zu verbringen. Auch Palliativmediziner berichten davon, dass es mehr Angst vor Schmerzen als vor dem Tod selbst gebe, und versichern, dass niemand mehr Schmerzen erdulden müsse. Hospize und Schmerzkliniken sind nicht nur wesensverwandt, weil sie sich um unheilbar Kranke kümmern und deren Leiden lindern wollen, sie entstanden auch ziemlich zeitgleich. Das Christopher's Hospice in London eröffnete 1965, einige Jahre zuvor hatte John Bonica die erste Schmerzklinik in Tacoma, Washington, gegründet.

Bilder von Bonica zeigen einen freundlich lächelnden älteren Herrn mit breitem Kopf und großer viereckiger Brille. Ende der zwanziger Jahre war er mit seiner Familie aus Sizilien in die USA immigriert, Schule und Medizinstudium finanzierte er sich als Wrestler. Er wurde Anästhesist und arbeitete während des Zweiten Weltkriegs in einem Militärkrankenhaus, wo er viele Verwundete behandelte. Das brachte ihn dazu, sich ganz der Linderung von Schmerzen zu widmen. Bonica selbst hatte bei seinem Sport viele Verletzungen davongetragen und ihn selbst plagte Dauerschmerz. Wegweisend wurde sein multidisziplinärer Ansatz, der Neurologen, Chirurgen, Psychologen und andere Spezialisten zusammenbrachte. Bereits 1953 konnte er sein Wissen in einem Mammutwerk von 1500 Seiten zusammenfassen: «The Management of Pain». Im Laufe seines Lebens wurde Bonica zum Botschafter für die Schmerztherapie. Kliniken übernahmen sein Konzept, und Anfang der 1970er Jahre gründete er die bis heute einflussreiche *International Association for the Study of Pain*.

Über vierzig Jahre ist das jetzt her, und doch hat es bis 2014 gedauert, dass sich der Deutsche Ärztetag offiziell für eine bessere Versorgung von Schmerzpatienten starkmachte. Dort forderte die Vizepräsidentin der Bundesärztekammer Martina Wenker: «Patienten haben ein Recht auf eine strukturierte und wirksame Schmerztherapie.» Ein merkwürdiger Satz, denn ich hatte nie das Gefühl, dass ich ein Recht einfordern könnte, und «wirksam» klingt nach einem Versprechen, das schwer zu halten sein dürfte.

Als Institutionen betrachtet sind Schmerzzentren und -kliniken mehr ein Zeichen dafür, wie schwierig es ist, Schmerzen unter Kontrolle zu bringen. Denn meist ist die Klinik der letzte Ausweg. Bestimmt kann jeder Arzt von der Wut erzählen, die ihm Schmerzpatienten entgegenbringen, wenn wieder einmal eine Behandlung nicht oder nicht dauerhaft angeschlagen hat. Ärzte dürften darüber genauso frustriert sein, weil sie oft keine Ursache finden und deshalb nicht wissen, wo sie ansetzen sollen. Die Überweisung an einen Schmerzspezialisten wirkt dann wie Versagen. Für die Patienten bedeutet sie den letzten Funken Hoffnung. Garantien gibt es bei der Behandlung von Schmerz als Krankheit auch in der Klinik nicht. Dafür stand der Satz der großen Frau mit der langen Mähne: Schon ausprobiert, hat auch nicht geholfen.

Dennoch sind solche Schmerzkliniken natürlich sinnvoll. Erst sie machen eine spezialisierte, kontinuierliche Betreuung für die Patienten möglich. Sie sind Orte der Forschung und lassen Netzwerke von Spezialisten entstehen.

Um diesen Ansatz zu nutzen, war ich ins Kopfschmerzzentrum gefahren und betrat voller Erwartung das Behandlungszimmer, wo mich eine junge Ärztin empfing. Mit wachem und ruhigem Blick erkundigte sie sich nach meiner Geschichte. Obwohl also keine Eile bestand, fing ich an, hektisch zu erzählen. An manchen Stellen wurde ich zu ausführlich, an anderen versuchte ich, die ganze Vorgeschichte abzukürzen. Es war ein unglückseliger Einstieg in ein Arzt-Patienten-Verhältnis. Noch nervöser wurde ich, als sie begann nachzufragen. Was sie nicht ahnen konnte, war, dass ich das Frageschema schon kannte und hier doch Raketenwissenschaft erwartete und nicht die Standardbehandlung.

«Führen Sie einen Kopfschmerzkalender?»

Ja.

«Machen Sie Ausdauersport?»

Ja.

«Entspannungsübungen?»

Ja. Yoga.

«Sie sollten es mit progressiver Muskelentspannung nach Jacobson probieren. Deren Wirkung ist wissenschaftlich erwiesen.»

«Darüber habe ich mit Doktor K. gesprochen, er hält es für sinnvoll, dass ich eine bereits gelernte Technik weiter anwenden soll», entgegnete ich leicht gereizt.

Keine Reaktion.

«Wenn ich mir anschaue, wie viel Schmerzmittel Sie nehmen und jetzt schon über einen längeren Zeitraum, ist von einem schmerzmittelinduzierten Kopfschmerz auszugehen. Sie sollten das absetzen und auf ein Antidepressivum umstellen», sagte sie.

Ich hatte bereits von diesem Paradox der Schmerztherapie gehört: Die regelmäßige Einnahme von Schmerzmitteln verursacht neue Kopfschmerzen. Sie können also das bewirken, was sie eigentlich vertreiben sollen. Von den Symptomen her ist der schmerzmittelinduzierte Kopfschmerz nicht von anderen Formen zu unterscheiden. Es kommt nicht darauf an, wie hoch die Dosis ist, sondern darauf, dass die Mittel regelmäßig genommen werden und das über einen längeren Zeitraum. Dadurch wird das natürliche Schmerzmanagement außer Kraft gesetzt, und sobald die Wirkung des Medikaments nachlässt, kommt der Schmerz zurück.

Beim schmerzmittelinduzierten Kopfschmerz spielen die freiverkäuflichen Schmerzmittel wie Aspirin, Paracetamol etc. eine große Rolle, aber auch Triptane, die bei Migräne eingesetzt werden. Sie werden immer noch häufig genug als harmlos eingestuft, dabei greifen sie in unser Körpersystem ein. Man nimmt an, dass der Serotonin-Spiegel durch die Schmerzmittel gesenkt wird und sich auch die Serotonin-Rezeptoren selbst verändern. Dadurch wird die Schmerzschwelle niedriger, und vorher harmlose Reize führen auf einmal zu Schmerzen. Zentrale Sensibilisierung nennen die Wissenschaftler das, und diese spielt wieder eine entscheidende Rolle bei der Entstehung von chronischen Schmerzen und dem Schmerzgedächtnis.

Schmerzen führen zur Einnahme von Schmerzmitteln, Schmerzmittel wiederum zu Schmerzen, und behandelt man Schmerzen nicht ausreichend, kann das zu chronischen Schmerzen führen: Wer jetzt glaubt, das ist alles total unlogisch, liegt damit nicht falsch. Der Schluss daraus darf jedoch nicht sein, keine Schmerzmittel zu nehmen. Den Schmerz frühzeitig zu bekämpfen und nicht abzuwarten, ist trotz des Paradoxes richtig. Wartet man so lange, bis man gleich eine Unmenge von Schmerzmitteln schlucken muss, damit eine Wirkung eintritt, kommt man in den beschriebenen Teufelskreis. Wer Schmerzmittel nimmt, sollte sich und seinem Schmerzkalender allerdings ehrlich Auskunft darüber geben, wie oft er das tut. Das ist entscheidend.

Weil ich jeden Tag Katadolon nahm, erfüllte ich eine wichtige Voraussetzung für den schmerzmittelinduzierten Kopfschmerz. Aber auf die Diagnose der Ärztin reagierte ich bockig. Für sie dürfte das keine unbekannte Reaktion gewesen sein. Viele MOH-Patienten (die Abkürzung steht für *Medication overuse headache*) wollen nicht hören, woran sie leiden, denn die Furcht, keine Schmerzmittel mehr nehmen zu *dürfen*, macht Angst. Die Ausweglosigkeit der Krankheit und ihrer schwierigen Behandlung ist dann förmlich mit Händen zu greifen. Ich rang nach wie vor damit, meine Krankheit zu verstehen, und war weit davon entfernt, sie zu akzeptieren. Alles, was das Leben weiter verkomplizieren könnte, versuchte ich, sofern es ging, zu beheben und andernfalls wenigstens für den Moment zu verdrängen. Mein Besuch im Schmerzzentrum sollte mir keine neue Baustelle schaffen, er sollte eher die Kernsanierung vorantreiben. Danach sah es gerade nicht aus.

Die Ärztin versuchte es mit einem Aufruf zu Geduld.

«Sie müssen sich Zeit geben. Eine solche Erkrankung verschwindet nicht von einem Tag auf den anderen. Wir haben hier damit viel Erfahrung. Nach einem Entzug ...»

Entzug klang gar nicht gut. Entzug hieß doch schlimme Tage mit Kotzen, Zittern, Fieber und vermutlich noch mehr Kopfweh.

«Nach dem Entzug – ich weiß, das wird keine schöne Erfahrung, doch wir helfen Ihnen mit Cortison über diese Zeit. Also, nach dem Entzug können wir Sie dann auf eine neue Medikamentation einstellen. Ich empfehle, wie gesagt, dringend ein Antidepressivum.»

«Heißt das, Sie behalten mich hier für den Entzug?»

«Nein, nicht nötig. Das kann Doktor K. machen. Und auch das hier angebotene Trainingsprogramm brauchen Sie nicht. Mir scheint, Sie wissen viel über Ihre Krankheit und die entsprechenden Verhaltensweisen. In den fünf Tagen hier würden Sie vermutlich nicht mehr sehr viel dazulernen. Deshalb bin ich mir auch sicher, dass Sie keinen Rückfall erleiden werden. Leider fällt jeder Dritte ins alte Schema zurück.»

Das hörte sich fast nach einem Kompliment an. Aber mir war trotzdem nicht ganz wohl dabei.

«Darf ich das erst einmal mit Doktor K. besprechen?»

Mir erschien die Diagnose der Ärztin etwas voreilig. Hatte Doktor K. dieses Risiko einfach ignoriert? Das glaubte ich nicht. Außerdem kannte er die Entwicklung meiner Schmerzen doch wesentlich besser, und es wäre ihm vermutlich kaum entgangen, wenn sich ein schmerzmittelinduzierter Kopfschmerz eingestellt hätte. Zwar war insgesamt kein Zustand erreicht, mit dem ich mich hätte arrangieren können, aber kleine Fortschritte hatten wir gemacht. Vielleicht brauchte ich nur etwas mehr Zeit.

«Natürlich dürfen Sie das. Ein Antidepressivum ist aber auch ansonsten ratsam.»

Sie empfehle Amitriptylin, das schon seit vielen Jahrzehnten im Einsatz sei. Wegen der Nebenwirkungen solle ich mir keine Gedanken machen. Es spreche nichts dagegen, erst einmal davon auszugehen, dass ich es gut vertragen würde.

Ohne weitere Nachfragen verließ ich das Zimmer. Vermutlich war das der Moment, in dem ich für das Kopfschmerzzentrum verloren war. Meine Daten würden hier nicht in eine größere Studie eingehen, kein Netzwerk aus Experten sich um mich spinnen. Ich wollte, dass nur Doktor K. sich um mich kümmert. Ihm vertraute ich. Auf dem Rückweg rief ich ihn an und erzählte von den Empfehlungen. In der Stimmung, in der ich mich befand, hatte ich auch an ihn keine Fragen, sondern schon eine klare Meinung. Amitriptylin komme für mich nicht in Frage, sagte ich. Aber das wusste er bereits und verschob die Diskussion über ein Antidepressivum als

Schmerzmittel auf einen meiner Besuche bei ihm. Doktor K. hatte wohl bemerkt, dass meine Stimmung kippte.

Heute würde ich vermutlich offener bei einem Besuch im Schmerzzentrum sein. Was leicht ist, weil es mir gutgeht. Mitten im Kampf gegen die Krankheit war es für mich keine Hilfe, sondern eher eine Überforderung. Das spricht nicht gegen das Zentrum, sondern eher dafür, dass man seine eigenen Kapazitäten als Patient kennen muss. Eine chronische Erkrankung, so wurde mir immer klarer, kann eine Vollzeitbeschäftigung sein. Neben dem Bewältigen des Alltags schaut man immerzu in die Zukunft, wo sich die vermeintliche Lösung befinden soll. In diesem Moment, als ich das Schmerzzentrum verließ, war ich angefüllt mit Information und gleichzeitig erschöpft von meinem körperlichen Zustand. Diese Mischung macht es dann schwer, für alles offen zu sein oder immer weitere Dinge zu durchdenken. Man schaltet ab. Und ich blendete die Informationen der jungen Ärztin einfach aus.

Alles, was geht

Stillsitzen und abwarten. Nichts tun, einfach nur schauen, was gerade ist. Keinen Gedanken nachhängen, keine Pläne schmieden. Einfach nur stillsitzen. Wie häufig hat man diese Formeln aus dem Achtsamkeitstraining schon gehört. Und wie oft habe ich sie verflucht, wenn es nicht gelingen wollte. Es dauerte eine ganze Weile, bis ich verstand, dass nicht mein Geist das Problem war, sondern mein Körper. Unter Schmerzen ist er im permanenten Alarmzustand. Er fordert unmissverständlich, etwas zu tun, egal was. Wer krank ist, tut nicht nichts. Selbst wenn wir mit Fieberschüben vor uns hindämmernd im Bett liegen, versuchen wir, mit Wadenwickeln die Temperatur zu senken und mit Tee und Wasser dafür zu sorgen, dass es sich bald bessert. Doch je länger die Krankheit anhält, desto mehr hadert der Mensch.

Dabei war mein Körper gar nicht so sehr beschädigt. Mein Herz schlug regelmäßig und kräftig, meine Atemzüge waren tief, und meine inneren Organe verrichteten unbemerkt ihre Arbeit, verdauten oder filterten, produzierten Hormone oder Insulin. Nur war da dieses dauernde Drücken und Ziehen und Stechen im Kopf. Der Rest funktionierte tadellos. Was mich dann auch in die Lage versetzte, alles Erdenkliche zu tun, um das Problem Kopfschmerz zu beheben.

So ließ ich mir die Telefonnummer eines Osteopathen aufschreiben, der bei Rückenschmerzen geholfen hatte, beriet mich mit einem Freund, der Physiotherapeut war, las über Weihnachten alles über Heilfasten. In meinem E-Mail-Fach fand ich neulich die Nachricht eines Freundes aus einer Zeit, als ich schon zwei Jahre in Behandlung bei Doktor K. war und sich mein Zustand in meiner Erinnerung eigentlich schon erheblich gebessert hatte. Sehr vorsichtig formulierte der Freund, dass er gute Erfahrungen mit traditioneller chinesischer Medizin gemacht habe, und fügte einen Internetlink hinzu. Aus dieser E-Mail kann ich nur schließen, dass ich damals immer noch auf der Suche nach neuen Möglichkeiten war, meinen Kopfschmerzen beizukommen. In jedem Artikel zu Gesundheit, jeder Erzählung eines kranken Bekannten ließ sich womöglich eine Spur finden, die auch für mich Heilung bedeuten könnte.

In seiner Komödie «Der Kirschgarten» spottet Anton Tschechow: «Wenn gegen eine Krankheit recht viele Mittel vorgeschlagen werden, so heißt das, sie ist unheilbar. Ich zerbreche mir den Kopf, ersinne bald diesen, bald jenen Ausweg, und weiß im Grunde genommen nicht einen einzigen.» Tschechow, selbst Arzt und zeit seines Lebens an Tuberkulose erkrankt, wusste, wovon er sprach, denn für seine Krankheit gab es damals noch keine Heilung. Und heute würde ich sagen, gilt der Satz nicht nur für die unheilbaren, er gilt für alle Krankheiten, die heilbaren und die chronischen, die sich nicht mehr bessern. Schulmedizin allein reicht längst nicht mehr aus. Und wer nicht alle Möglichkeiten nutzt, macht sich ein bisschen schuldig. Also wird probiert und probiert. Und was sich erst als Ausweg anbietet, endet häufig in einer Sackgasse.

Ich fing mit der guten alten Kombination aus Fango und Massage an. Schon beim ersten Termin war klar, dass der Masseur wusste, was er tat. Er war alles andere als zimperlich und verkündete, dass er schon viele Leute fit geknetet habe. Doch bei mir, daran ließ er keine Zweifel, würde das nicht gelingen. Aber die Behandlung tat mir gut, und deshalb ging ich erst regelmäßig hin und dann, wenn mir danach war, und ließ die verspannten Muskeln zwischen den Schultern lockern. Die pragmatische Art des Masseurs heiterte mich jedes Mal auf, denn für ihn war der Körper bloß eine Ruine, die unaufhaltsam zerfällt, auch wenn man keine Kosten und Mühen scheut, sie instand zu halten.

Weil mir die Wärme der Fango-Packung gefiel, überredete ich C. dazu, mir eine «heiße Rolle» zu machen. Dabei wickelt man ein Handtuch zu einer Rolle, gießt heißes Wasser in die Mitte und bittet den Partner, einem damit über den Nacken zu fahren, was sich ganz gut anfühlt. Es zeigte sich jedoch, dass C. das Talent für einen pflegenden Beruf oder als Physiotherapeut gänzlich abging. Während er ungeschickt herumhantierte, wurde ich immer nervöser und verspannte noch mehr. Wir beließen es bei diesem einen Versuch.

Von Akupunktur versprach ich mir einiges mehr als von der klassischen Massage. Über die Jahre ist dieses Teilgebiet der chinesischen Medizin bis in Allgemeinarztpraxen in den kleinsten Winkeln Deutschlands vorgedrungen. Kaum jemand, der Akupunktur nicht anbietet, und kaum jemand, den ich kannte, der es nicht schon damit versucht hätte, und sei es nur, um mit dem Rauchen aufzuhören. Irgendetwas musste also daran sein. Die Wirkungsweise und Effektivität von Akupunktur ist verhältnismäßig gut in wissenschaftliche Studien untersucht worden. Auch bei Kopfschmerzen und Migräne zeigt sich ein positiver Effekt, allerdings ist der nicht völlig eindeutig. Doktor K. war deshalb zurückhaltend, als ich mit ihm darüber sprach. Doch er lehnte Akupunktur nicht kategorisch ab, schließlich galt jener Satz, den ich im Laufe meiner Krankengeschichte oft hören sollte, wenn es ins Schattenreich der Komplementärtherapien ging: Wer heilt, hat recht.

Die Krankenkassen boten Akupunktur für Fälle wie meine nicht als Leistung an. Denn im Prinzip sagten die Studien, dass es kaum einen Unterschied machte, ob man sich an die chinesischen Regeln hielt oder die Nadeln einfach irgendwohin platzierte. Auch wenn man daraus schließen kann, dass es sich also um einen Placebo-Effekt handelt, so spricht das nicht gegen Akupunktur. Schließlich führen Placebos, richtig eingesetzt, zu einer Verbesserung, weshalb Ärzte sie sich auf vielfältige Weise zunutze machen. Dennoch blieb mir nur, dass ich die Sitzungen selber zahlte.

Ich hatte die Wahl, mich an einen Chinesen oder Arzt mit entsprechendem Zertifikat, womöglich in China erworben, zu wenden, oder es mit einem Allgemeinmediziner zu probieren. Ich entschied mich für Letzteres. Liefen die Studienergebnisse nicht darauf hinaus, dass es letztlich egal ist, ob jemand ganz genau weiß, wohin er sticht? Und so richtete ich einen nächsten regelmäßigen Termin in meinem Wochenkalender ein. Mir wurden Nadeln ins Ohr, den Nacken und am Hals gesetzt, mal an die Schläfe, dann in der Mitte der Stirn. Manchmal tat das ungeheuer weh, mal war es eher ein kleines Ziehen. Die Behandlung ließ ich über mich ergehen, um nach zehn Wochen festzustellen, dass sich nichts tat. Weder hatte ich das Gefühl, dass sich irgendwelche positiven Seiteneffekte einstellten, sodass mein Nacken weniger verspannt war, noch dass der Druck im Kopf nachließ.

Als Nächstes kaufte ich mir eine halbe Bibliothek an Ratgebern: Bücher über autogenes Training, Meditation, CDs mit Anleitungen zur Progressiven Muskelentspannung, Spezialhefte über Heilkräuter, die Werke von Achtsamkeits-Guru Jon Kabat-Zinn. Ich las darin, legte mich zu den CDs auf den Boden und spannte abwechselnd Muskeln an und ließ sie wieder los. Kabat-Zinn erklärte mir die «Blüte des Augenblicks» und den «Weg zum vollen Menschsein». Schlage ich heute die Bücher auf, lese ich gern darin. Mich fasziniert das Paradox des Wu wei, des effektiven Nichtstuns. Sich nicht anzustrengen, kann jedoch ganz schön anstrengend sein, und ich schaffte es nicht länger als zwei Wochen, mich mit Achtsamkeit und Sitzmeditation zu beschäftigen. Es mag richtig sein, sich zu entspannen, doch mein Körper schien mir immer wieder zuzuflüstern, *bleib auf der Hut*. Und schon waren meine Gedanken woanders. Mein Zustand war – wie gesagt – höchste Alarmbereitschaft, und das widersprach dem Wu wei, wo es heißt, sich möglichst in einen Zustand zu begeben, der nichts will. Aber ich wollte mit jeder Faser meines Körpers, dass der Schmerz aufhörte. Es konnte also gar nicht funktionieren, ich kam einfach nicht in den Flow, wie Sportler das nennen. Ich scheiterte, wie es Sun Tzu in der «Kunst des Krieges» dem Feldherrn vorausgesagt hat: «Er legt es aufs Leben an, dann kann er leicht in Gefangenschaft geraten.»

Doch kaum war die Enttäuschung über die gescheiteren Versuche abgeklungen, suchte ich nach neuen Möglichkeiten. Je widerspenstiger die Schmerzen, desto mehr investierte ich in ihre Zähmung. Ich kann nicht sagen, ob mich blinder Optimismus oder Sturheit angetrieben hat. Mir war es nahezu unmöglich, mich nur für ein paar Wochen einfach mit dem aktuellen Zustand zu arrangieren und mit dem zufrieden zu sein, was gerade war.

Ich kaufte wieder eine halbe Bibliothek, unter anderem ein

Buch über die Aktivierung der Selbstheilungskräfte und «Licht auf Pranayama» von Yoga-Meister B. K. S. Iyengar. Als ich theoretisch alles über die yogische Atemtechnik wusste, begann ich mit dem praktischen Teil. Ich nahm mir fest vor, jeden Morgen das Programm, das mehrere Monate umfasst, durchzuführen. Liegend oder sitzend atmete ich ein und aus. Verlängerte für einige Atemzüge die Einatmung, atmete wieder normal, verlängerte dann die Ausatmung, bis ich irgendwann die Atmung unterbrach und die Luft anhielt. Es gab unzählige Varianten – und ich nach einer Woche auf. Atmen war nicht mein Ding.

Da mir Achtsamkeitsmeditation nicht zusagt hatte, wandte ich mich der reinen Lehre zu: Zen. Dabei wählte ich den etwas unorthodoxen Weg über die Lektüre von «Hardcore Zen. Punk Rock, Monster Movies and the Truth about Reality» von Brad Warner. Dieses durchgeknallte Buch über einen Amerikaner, der aus Leidenschaft für Gozilla-Filme und Meditation nach Japan auswandert, ist ein tolles Plädoyer für Zen und kommt ohne jede Form von Esoterik aus. Man hat eher den Eindruck, dass Zen harte Arbeit ist. Das gefiel mir, doch hielt ich wieder kaum länger durch als beim Atmen.

Und dann griff ich noch einmal in die Konfektschachtel der Alternativtherapien und erwischte ausgerechnet die Praline mit Marzipanfüllung. Und ich finde Marzipan wirklich eklig. Lange Zeit war ich nicht versucht gewesen, Zaubermittel und Hokuspokus zu erwägen. Doch die innere Mauer der Rationalität begann, bröckelig zu werden, und ich suchte auf Anraten eines Bekannten einen Heilpraktiker auf. Es war nicht einfach jemand, der mit Kräutertinkturen und Annikasalben hantierte, nein, er besaß darüber hinaus eine besondere Fähigkeit, die schon einigen Menschen mit rätselhaften gesundheitlichen Problemen geholfen hatte. Worin diese Fähigkeit bestand, wusste ich nicht, als ich am frühen Abend die Praxis betrat. Der Mann wirkte freundlich, war eher unauffällig. Seine Kleidung würde ich als neutral beschreiben. Kein Batik-T-Shirt und eine flatternde Leinenhose, keine Funktionskleidung, die für Wandertouren im Mittelgebirge geeignet gewesen wäre, er trug Jeans und Hemd. Nach meinem inzwischen fließend vorgetragenen Krankenbericht inklusive Medikamenten empfahl er, ich solle die Medikamente absetzen. Er könne sie alle durch eine Mischung verschiedener Salze und Spurenelemente ersetzen.

Anschließend sollte ich mich im Nebenraum hinlegen. Ähnlich wie ein Osteopath strich er mir über die Schulter, drückte mal hier, mal da, hob meinen Kopf an, danach jedes meiner Beine in die Senkrechte, und schließlich betrachtete er meine Füße. Ich lag regungslos auf dem Rücken. Zuletzt tastete er noch meinen Bauch ab. Das alles war nicht unangenehm, aber einen Sinn konnte ich darin nicht erkennen. Dann kam er zu seiner besonderen Fähigkeit. Er erklärte mir, er selbst wisse nicht, wie es funktioniert, aber er könne, indem er mit seinen Händen in einem Abstand von ungefähr zehn Zentimetern über meinen Körper fuhr, die Flüssigkeiten oder Energie oder so etwas bewegen und damit eine Heilung herbeiführen. Das werde er jetzt tun. Ich vermute, weil es sich um einen Zauber handelte, dauerte es auch nicht lange. Gefühlt war er nach 30 Sekunden fertig. Ich sollte aufstehen und mich noch zum Gespräch hinsetzen. Aber mir fehlten die Worte. Stumm nickte ich, als er mir einen neuen Termin vorschlug und sagte, er werde in den nächsten Tagen die Rechnung über 150 Euro schicken.

Als ich auf der Straße stand, schämte ich mich. Wie hatte ich mich darauf nur einlassen können? Schließlich hatte ich eine ernsthafte Erkrankung und für Hokuspokus keine Zeit. Das Geld war futsch, aber ich glaube im Nachhinein gut investiert, weil diese Sitzung mich fortan von allen anderen Heilern fernhielt.

Bis heute wundere ich mich allerdings darüber, dass ich Biofeedback oder Neurofeedback nicht ausprobiert habe. Dabei scheint es perfekt zu mir zu passen, zu meiner Begeisterung für alles Neurologische, die Rätsel unseres Gehirns, die Zusammenhänge zwischen Geist und Körper. In meiner Vorstellung setzen beide Techniken darauf, durch die Macht der Gedanken physiologische Veränderungen zu bewirken, auch und gerade im Gehirn. Tatsächlich hat die Wissenschaft herausgefunden, dass – anders, als man lange annahm – auch das Denkorgan eines Erwachsenen durchaus noch veränderbar ist. Neuroplastizität nennen die Spezialisten das.

Während Biofeedback-Sitzungen lernen Patienten, körperliche Funktionen, die normalerweise unbewusst ablaufen, willentlich zu beeinflussen: ihr Herz schneller oder langsamer schlagen zu lassen oder die Körpertemperatur zu regulieren. Im berühmten Laboratorium des Fußballvereins AC Mailand wird Biofeedback eingesetzt, damit sich Spieler besser und länger konzentrieren können, oder ihnen werden Spielszenen vorgeführt, in denen sie sich verletzt haben. So sollen sie lernen, die Angst vor der Situation zu kontrollieren.

In einem kurzen Video auf der Wissenschaftsplattform TED erklärt der Neurofeedback-Spezialist Christopher deCharmes, dass man früher drei Arten kannte, die Prozesse in unserem Gehirn zu beeinflussen: die Couch beim Psychoanalytiker, Pillen und das Skalpell. Mit den neuesten Bildgebungsverfahren – sogenannten *real time functional magnetic resonance imagings* (rtfMRI), also funktionellen Magnetresonanztomographen in Echtzeit – gelingt es allerdings nicht nur, dem Gehirn live bei seiner Arbeit zuzuschauen, sondern durch diese Beobachtungen auch die Prozesse dort zu beeinflussen. Das macht deCharmes auch mit chronischen Schmerzpatienten. Sie sehen ihrem Gehirn zu, wo und wie es arbeitet, wenn es weh tut, und können nach einem Training die Areale im Gehirn so beeinflussen, dass sie keine oder weniger Schmerzen haben. Wie die Fußballspieler, die sich ihre Verletzungsszene immer wieder anschauen, sehen sich die Patienten in der Neuroimaging-Therapie ihre Schmerzen an. Sie lenken sich nicht davon ab, sondern sind darauf fokussiert. Neurofeedback widerspricht also in gewisser Weise der allgemeinen Devise «Ablenkung reduziert Schmerz». Wenn deCharmes den entgegengesetzten Weg geht, nutzt er dabei eigentlich das, was dem Schmerz inhärent ist, nämlich dass wir gar nicht anders können, als uns auf den Schmerz zu konzentrieren. Denn ist die Bewusstseinsebene erst einmal angesprungen, teilt der Schmerz uns ausschließlich mit, wir sollten jetzt mal schleunigst etwas gegen ihn unternehmen.

Für einen Moment klingt deCharmes in dem Video so, als gäbe es eine strahlende Zukunft, wo wir durch Neuroimaging alles Mögliche modellieren können: den freien Willen, Liebe, Angst. Ob das wirklich so ist und ob dies nicht auch eine gruselige Vorstellung von Menschsein beinhaltet, darauf möchte ich hier nicht näher eingehen. Allerdings macht auch deCharmes eine Einschränkung: Schmerz besitzt dieses System, wo wir Einfluss nehmen können, für andere Krankheiten gilt das nicht. Wir können die Krebszellen nicht wegdenken oder degenerierte Nervenbahnen nach einer Gürtelrose mit Neuroimaging heilen. Bei Aufmerksamskeits-Defizit-Hyperaktivitäts-Störung, Epilepsie, Schlafstörung und Tinnitus hingegen scheint Neurofeedback jedenfalls zu funktionieren. Nebenwirkungen lassen sich weitgehend ausschließen. Aber es ist in vielen Fällen keine Kassenleistung, sondern höchstens im Rahmen einer Verhaltenstherapie zu bekommen.

In ihrem Buch «The Pain Chronicles» besucht die Autorin und Schmerzpatientin Melanie Thernstrom DeCharmes und seinen Kollegen Sean Mackey und unterzieht sich selbst einer Neuroimaging-Therapie. Sie erlebt, wie sie durch die Scans von ihrem Gehirn einen direkten Zugriff auf die dort ablaufenden Prozesse bekommt und dass sich auch ein Lerneffekt einstellt, mit jeder Sitzung geht es ihr besser. Es ist so, als ob das Gehirn das Erlernte als gut bewertet und deshalb beibehält. Zwanzig Sitzungen veranschlagen die Experten für eine Behandlung, was bei einer chronischen, Jahre anhaltenden Krankheit irgendwie lächerlich erscheint. Studien zufolge verringert sich der Schmerzgrad bei den meisten chronischen Schmerzpatienten um mehr als die Hälfte, schrieben DeCharmes und Mackey 2005 im Wissenschaftsmagazin *Proceeding of the National Academy of Science*. Als ich erkrankte, steckte Neuroimaging also noch in den Kinderschuhen, woran es wohl letztlich liegt, dass ich es damit nie versucht habe.

Selbst jetzt noch beschleicht mich das Gefühl, nicht alles getan zu haben. Besonders dann, wenn mir jemand erzählt, er habe auch sehr lange unter Kopfschmerzen gelitten, und dann sei er zu diesem Arzt gefahren, und der habe ihm eine Spritze gegeben, und seitdem sei alles bestens. Warum waren meine Versuche dann so erfolglos gewesen? War ich zu ungeduldig gewesen? Nicht diszipliniert genug? An guten Tagen bin ich jedoch wieder gnädig mit mir selbst und unterstelle insgeheim, dass an diesen Wunderheilungsgeschichten irgendetwas nicht stimmt.

Schmetterlinge

In einem kleinen Laden direkt am Strand hatte C. das Buch gefunden. Er war ein paar Tage in Kalifornien gewesen und hatte nach einem Mitbringsel gesucht. Ein Schmetterling flatterte in der rechten oberen Ecke des Umschlags, und darunter stand eine große 10.

«10 Simple Solutions to Chronic Pain. How to Stop Pain from Controlling Your Life» (10 einfache Lösungen für chronischen Schmerz. Wie Sie es schaffen, dass Schmerz nicht Ihr Leben kontrolliert) lautet der komplette Titel, und nachdem ich ihn zweimal gelesen hatte, drehte ich mich zu C. um und sagte, so ruhig es mir irgendwie möglich war: «Du hast den Verstand verloren. Ich mache alles mit, aber du denkst doch nicht ernsthaft, dass so ein esoterischer Ratgeber-Quatsch mir hilft.» 13 Dollar hatte er dafür ausgegeben, und ich hätte mich mehr über Nagellack aus dem Duty-free-Shop gefreut. Das war noch bevor ich selbst anfing, mich mit entsprechender Literatur aus dem Selbsthilfe-Regal einzudecken.

Das Buch lag aber nun mal da, und ich blätterte erst etwas ziellos darin herum, bis ich anfing, es systematisch zu lesen. «10 einfache Lösungen» ist nichts anderes als ein kompaktes Selbsthilfebuch. Mir gefiel, dass es seriös recherchiert war und trotz des etwas auftrumpfenden Titels überwiegend bescheiden daherkam. Zum Beispiel rät es dazu, sich nicht alle vorstellbaren Szenarien auszumalen: Überschätzen möglicher Wahrscheinlichkeiten. Die wenigsten davon treffen ein. Aussagen, die man als gegebene Wahrheit annimmt, halten meist schon einem einfachen Faktencheck nicht stand. Mein Lieblingsbeispiel:

Aussage: Wenn ich mich zu sehr auf meine Schmerzen konzentriere und mich nicht genug ablenke, verschlimmere ich sie nur.

Übung: Fokussier dich auf den Schmerz. Verstärke ihn durch reine Konzentration. Gelingt den Wenigsten.

Vielleicht muss man Schmerzpatient sein, um diese Art von Galgenhumor zu teilen. Viel wird darüber geredet, dass einen Schmerzen verändern und wie man mit ihnen zu kämpfen hat. Leider geht es dabei immer ernst und traurig zu. Dabei passieren Sachen, die man so nicht kommen sieht und die auch ein wenig verrückt sind. Ich würde nämlich sagen, dass ich unter Schmerzen eine multiple Persönlichkeit ausgebildet habe. Oder anders ausgedrückt: Ich musste mich in ganz neuen Rollen bewähren, z. B. als Drogenschmugglerin, Fashion Victim oder Terroristin.

Mein persönlicher Ratgeber widmet sich deshalb auch den abstrusen, etwas kauzigen Aspekten, die mit meiner Krankheit einhergingen.

Problem 1: Wie reise ich in die USA ein mit einem Koffer voller Medikamente, die dem Betäubungsmittelgesetz unterliegen?
Zugegeben, es war kein Koffer voll. Aber immerhin hatte ich für

eine Woche New York 60 Tagesrationen an Tabletten eingesteckt. Das waren im Prinzip meine gesamten Vorräte und nicht bloß die «Notfallapotheke». Ich teilte die Medikamente in vier Portionen auf, die ich in unterschiedlichen Gepäckstücken unterbrachte. Sollten drei davon verlorengehen (Überschätzen möglicher Wahrscheinlichkeiten I), bliebe immer noch eines. Jede Portion reichte darüber hinaus für insgesamt 17 Tage aus, falls ich wegen Unwetter oder Terroranschlägen länger in den USA festgehalten werden sollte (Überschätzen möglicher Wahrscheinlichkeiten II). Das war so weit schlüssig, und natürlich rechnete ich auch fest mit einer Verhaftung (Überschätzen möglicher Wahrscheinlichkeiten III). Da ich mir nicht sicher war, welche Medikamente der amerikanischen Grenzkontrolle nicht passten, füllte ich für alle den Vordruck «Medical Certificate» aus. Doktor K. unterschrieb alles geduldig.

Problem 2: Kranksein ist keine Ausrede, die Haltung zu verlieren. Okay, sich eine ordentliche Garderobe zuzulegen ist nicht schwierig. Trotzdem leuchtet es vielleicht nicht jedem sofort ein, warum goldene Highheels und ein Designermantel mir so gut halfen wie 20 Tropfen Tilidin. Dafür muss ich ein wenig ausholen.

A. hatte in seinem langen Leben viel Unheil überstehen müssen, einen Weltkrieg, Vertreibung, Hass und Verfolgung. Dennoch hatte er eine Familie gegründet, war ein angesehener Gelehrter geworden und hatte seine Tochter zu einer beeindruckenden Frau erzogen. Als er krank wurde, war dies unter allen Schicksalsschlägen vermutlich der harmloseste, und weil er auf ein langes Leben zurückblicken konnte, schenkte er Krankheit und Tod wenig Aufmerksamkeit. Jeden Morgen stand er auf, zog ein frisches weißes Hemd und einen Anzug mit Weste an, suchte sich anschließend eine Krawatte aus, die er sorgfältig band, sodass der Knoten perfekt saß. Dann setzte er sich an den Frühstückstisch und las Zeitung, bevor er am Schreibtisch die anfallende Korrespondenz erledigte. Dies tat er, nachdem er krank geworden war, noch viele Jahre, auch an jenem Tag, an dem er starb.

Als ich diese Geschichte hörte, gestattete ich mir, sie auf meine Situation zu beziehen. Verglichen mit dem Leid, das A. während seines Lebens erfahren hatte, waren meine Kopfschmerzen ein Klacks. Dass er auch angesichts der Krankheit und des Todes Haltung bewahrte, schien seiner Lebenserfahrung zu entspringen, dass es immer irgendwie weitergeht; es fußte offenbar auf der Zähigkeit der menschlichen Natur. Ich glaube fest daran, dass diese Zähigkeit in jedem steckt, aber ich hatte, als ich krank wurde, kein bisschen Erfahrung, wie ich daran kommen würde. Gleichzeitig war mir sofort klar, als ich mir A. in seinem Dreiteiler am Schreibtisch vorstellte, dass die anderen – Familie und Freunde – sich genau einen solchen würdevollen Umgang mit Krankheit wünschen. Er nimmt dem Leiden das Unerträgliche, weil der Kranke selbst es äußerlich erträgt. Es löst auf einen Schlag zwei Probleme: Der Kranke findet darin Halt und Struktur, die Freunde können dem Kranken auf einer weniger intimen, aber dafür sehr gewohnten Ebene begegnen.

Immer wenn ich heute die goldenen Schuhe anziehe, erinnere ich mich daran, dass sie nicht nur schön funkeln, sondern dass sie eine *gute Haltung* machen.

Problem 3: Auch wenn es der Kopf ist, der weh tut, wer sagt, dass nicht ein Gehstock helfen würde.

Er sollte aus einem stabilen Holz geschnitzt sein, die Farbe ein warmes Cognacbraun, der Griff aus Silber. Ein Stock, wie ihn auch der Serien-Arzt Dr. House hatte. Nicht dass er von irgendeinem praktischen Nutzen für mich gewesen wäre, schließlich humpelte ich nicht wie Gregory House und zog kein Bein hinterher. Doch mit Stock hätte ich mich besser gefühlt, denn jeder hätte sofort gesehen, dass ich ein Handicap habe. Meine Kopfschmerzen sieht man nämlich nicht. Niemand bemerkt sie, wenn ich neben ihm in der U-Bahn stehe oder vor dem Regal im Supermarkt. Ein Stock würde da gleich ein ganz anderes Signal senden. Vielleicht böte man mir sogar einen Sitzplatz an oder drängte sich nicht ganz so nah an mich heran. Vielleicht schaffe ich mir irgendwann wirklich noch einen Stock an, schließlich ist Dr. House ja auch in andere Hinsicht mein Vorbild. Was zu

Problem 4 führt: Es braucht Verbündete.
Ich habe mir ein paar imaginäre Leidensgenossen gesucht. Dabei ging ich weniger nach Plan vor, als es klingt. Ich traf meine Auswahl nicht bewusst, und Kopfschmerzen waren nicht einmal ein Kriterium, um in diesen ausgewählten fiktiven Zirkel aufgenommen zu werden. Dazu gehörte etwa die amerikanische Schriftstellerin und Publizistin Joan Didion, die nicht nur an Migräne leidet, sondern mir mit ihrem Buch «Das Jahr des magischen Denkens» gerade in den ersten Monaten der Krankheit beistand. Bei Susan Sontag und Siri Hustvedt fand ich Bilder, Trost, Beschreibungen, die mir halfen, zwischen mir als gesundem und krankem Menschen zu unterscheiden. In ihren Texten diskutieren sie, wie Krankheit ein Leben beeinflusst. Ein Aspekt dabei ist, dass wir häufig genug übersehen, dass vieles an uns noch gesund ist. Für mich war es wichtig, die andere, noch unversehrte Frau, die ich auch war, wahrzunehmen. Dieses Intakte lernte ich mit der Zeit schätzen und fand darin auch Halt.

Mein bester Freund wurde aber Dr. House. Jede Folge vertrieb meine nagenden Schamgefühle, und an ihre Stelle trat ein Stück Größenwahn. Meine Scham ist jene, die alle Kranken gegenüber ihrer Umwelt empfinden. Man funktioniert nicht mehr richtig, bekommt etwas nicht in den Griff und ist deshalb nicht in der Lage, am Leben so teilzunehmen, wie es erwartet wird. Wie soll das auch gehen, jeder wird heute aufgefordert, ein glückliches, erfülltes Leben zu führen, und man selbst spürt nur, dass nichts so läuft. Meine Logik war dabei folgende: Wenn ein Arztgenie wie Dr. House, der in jeder Folge Totgeweihte förmlich auferstehen lässt, es nicht schafft, sich selbst von seinen chronischen Schmerzen zu befreien, dann müsste ich es auch nicht hinkriegen. Eigentlich interessierten mich die Fälle, um die es ging, nie richtig, außer natürlich, wenn es sich um arteriovenöse Fehlbildungen – also eine Fistel, wie ich sie hatte – handelte. Ich wollte immer nur Dr. House beim Tablettenschlucken zuschauen, zumindest in den ersten Staffeln, als noch nicht ganz klar war, dass er hochgradig vom Vicodin abhängig ist. Dr. House nahm seine Tabletten in aller Öffentlichkeit, zum Beispiel während er über den Flur zum nächsten Patienten stürmte; er sagte allen, wie sehr ihn seine Schmerzen quälten, und entschuldigte sich dafür nicht. Mir gefiel das selbstverständlich. Nur wenn die Titelmusik von *Massive Attack* erklingt, muss ich bis heute die Augen schließen. Dann erscheinen im Vorspann Bilder von einer Angiographie der Blutgefäße im Kopf.

Problem 5: Im Kopfschmerz-Kalifat herrscht ein hartes Regime.
In einer idealen Welt würde ich mich für höflich halten. Auch für den Kranken und Schmerzpatienten gilt, dass er im Rahmen seiner Möglichkeiten aufmerksam und umsichtig sein sollte. Das ist leider nicht immer der Fall. Im Gegenteil: In der Nähe von Kopfschmerzpatienten herrscht der Terror der Rücksichtnahme.

In der ersten Zeit befiel mich eine blindmachende Panik, falls irgendwo eine Klimaanlage lief oder ich irgendwie aus meinem gewohnten Rhythmus gerissen wurde. Dann hieß es für alle anderen: Wenn die Kopfschmerzen mich schon im Griff haben, dann kommst du auch nicht einfach so davon.

Auf einem Langstreckenflug hatte ich C. dazu genötigt, mit etlichen Decken die Lüftungsschächte zu verstopften, damit mein Kopf nicht dem zartesten Windhauch ausgesetzt war. Die erforderliche Frischluftzufuhr wurde damit auch für alle anderen Passagiere für zwölf Stunden unterbrochen. In Australien verdammte ich Kollegen dazu, eine Dreiviertelstunde auf die Klimaanlage im Auto zu verzichten, obwohl draußen über 40 Grad herrschten. Das mag vielleicht alles noch angehen, wenn nicht dieses unaufhörliche egomane Jammern wäre. Im Kopfschmerz-Kalifat gilt Gesetz des Leidenden. Als Dauerschleife wird die eigene Krankengeschichte auf allen Sendern gespielt. So lange, bis hoffentlich irgendwann jemand den Mut aufbringt, laut und deutlich zu sagen, das es reicht. Vom Jammern wird es halt auch nicht besser.

You! Must! Relax!

Alle machten Yoga. Eine Zeitlang fühlte es sich zumindest so an. Tatsächlich kannte ich anfangs aber nur zwei Leute, die regelmäßig zu Yoga-Stunden gingen, und sie schwärmten, wie gut es ihnen tat. Bei einem zufälligen Blick ins Schlafzimmer einer Freundin entdeckte ich einmal einen kleinen Aufbau aus Matte und Decke. Auf meinen fragenden Blick erhielt ich die simple Antwort: «Ich habe heute Morgen Kopfstand geübt.» Ein bisschen mehr Sport, dachte ich mir, wäre eine gute Sache. Viel mehr erwartete ich nicht, als ich im Frühjahr 2004, zwei Jahre bevor meine Krankengeschichte begann, zu meiner ersten Yoga-Stunde bei A. ging.

Yoga gehört zu jenen Moden, die mit einem allumfassenden Heilsversprechen daherkommen, warum auch die Ablehnung derer, die es nicht praktizieren, so vehement ist. Deshalb werde ich hier nicht von den Räucherstäbchen und auf Matten verknoteten Gummimenschen erzählen, auch nicht vom Om-Singen und dem Gebet an Pantanjali. Auch nicht von dem vielbeschworenen Einklang von Körper und Seele oder dem fließenden Atem, denn bis dies beim Yoga passiert, muss man jahrelang und viel üben. Alles, was Yoga sonst noch verspricht – ein langes Leben, einen gelassenen Geist und eine gesunde Rückenmuskulatur –, klammere ich ebenfalls aus. Aber ich kann vom Üben erzählen, von Yoga-Haltungen, die mir guttun, und von einer Erleuchtung, die weniger mit Yoga als mit A. zu tun hatte, meiner Yoga-Lehrerin.

A. war eine kleine, kompakte Frau Anfang 50 mit kurzen braunen Haaren und wachen Augen. Sie trug weder Haremshosen noch schicke Nike-Yoga-Outfits. A. fragte mich nach Verletzungen oder irgendwelchen Beschwerden, aber da ich zu der Zeit keine hatte, gab es erst einmal nichts weiter zu besprechen. Ich betrat einen großen rechteckigen Raum mit großen Fenstern und einem hellen Holzboden. Alles sah freundlich aus, nur die Seile an den Wänden irritierten mich. Für was sollten diese starken Taue, jeweils 30 Zentimeter unter der Decke und auf Hüfthöhe angebracht, gut sein? Jeder Schüler hatte sich eine Matte genommen und sie mit der kurzen Seite an die Wand gelegt. A. machte die erste Übung vor. Dann waren wir dran. Nach ein paar Wochen wusste ich immer noch nichts über Yoga, aber ich wusste, dass ich dies für den Rest meines Lebens machen würde. Vielleicht mal jeden Tag, vielleicht monatelang nicht, aber Yoga würde ein Bestandteil meines Lebens sein.

Als ich krank wurde, suchte ich zwangsläufig auch Hilfe beim Yoga. Ich hatte damals drei Jahre Erfahrung mit Iyengar-Yoga, einer Variante mit hohem therapeutischem Anteil, sodass auf Beschwerden oder Einschränkungen individuell eingegangen werden kann. Kommt man mit den Händen nicht auf den Boden, nimmt man Klötze zur Unterstützung. Kann man seine Hände hinter dem Rücken nicht fassen, hilft ein Gurt. Viele meiner Mitschüler hatten Probleme mit dem Rücken, den Schultern oder einer verkürzten Oberschenkelmuskulatur. Manche waren zu beweglich, andere einfach nur steif. Ich war ein Mittelding. Mit der Zeit kannte A. unsere Schwachstellen besser als wir selbst, schob Decken unter, drückte die Brustwirbelsäule nach vorne oder half jedem geduldig in den Handstand.

Nachdem die Fistel verschlossen worden war und alle Ärzte einhellig sagten, dass ich alles machen könne, fing ich auch wieder mit dem Yoga an. Dann kamen die Kopfschmerzen, und ich wurde von Stunde zu Stunde vorsichtiger. Deshalb fragte ich auch Doktor K., wie ich es mit dem Yoga halten solle.

«Ich mache seit vielen Jahren Yoga – ist das okay für Entspannung?»

«In den Leitlinien zur Schmerztherapie werden die Entspannungstechniken nach Jacobson empfohlen», erklärte Doktor K., «aber warum etwas Neues lernen, wenn das andere funktioniert.»

Die Muskelrelaxations-CD gab er mir trotzdem mit, denn die Empfehlung der Kopfschmerzgesellschaften ist nun einmal progressive Muskelentspannung. Sie geht auf Edmund Jacobsons «You must relax» zurück – ein komplexes Werk über verspannte Muskeln und Krankheiten, das er bereits in den dreißiger Jahren veröffentlicht hat. Und sie kommt der Vorstellung der meisten Menschen von Entspannung näher, als sich wie beim Yoga in irgendwelche unnatürlich wirkenden Positionen zu begeben, die Bänder und Muskeln ordentlich beanspruchen. Ich selbst stellte mir unter Muskelrelaxation ruhiges und tiefes Atmen in bequemer Lage vor. Aber das war ein Missverständnis. Im Prinzip führt der Weg zur Entspannung über die Anspannung der Muskeln. Doch ich fand das recht öde und blieb beim Yoga.

Für besonders schwierige Fälle oder Menschen mit körperlichen Einschränkungen bot meine Yoga-Lehrerin auch Therapiestunden an. Hier kümmerten sich gleich drei oder vier Yoga-Lehrer um fünf Schüler. Ein individuelles Programm wurde erarbeitet, und, soweit ich das beurteilen kann, hat es vielen geholfen. Von einem Schüler hörte ich einmal den Satz: «Seitdem ich zu A. gehe, kann ich endlich wieder normal auf zwei Füßen stehen.» Das klingt nun nicht gerade nach einem großen Durchbruch, aber häufig haben die Betroffenen selbst nicht mehr daran geglaubt. Auch ich besuchte die Therapie-Gruppe ein paarmal, als die chronischen Kopfschmerzen diagnostiziert worden waren. Unter Anleitung übte ich dort die speziellen Āsanas bzw. Stellungen für zu Hause.

B. K. S. Iyengar, jener Yoga-Meister, auf den mein Stil zurückgeht, war ein furchteinflößender Lehrer, aber auch irgendwie pragmatisch. Er hat ein dickes, beinahe unlesbares Buch geschrieben, in dem nicht nur einfach verschiedene Abfolgen von Haltungen erklärt werden, sondern man auch zu allen möglichen Krankheiten nachschlagen kann. «Licht auf Yoga» ist für uns Iyengar-Yogis so etwas wie die Bibel. Ich schlug unter Kopfschmerzen nach und fand folgenden Eintrag:

Sālamba-Shirshāsana I (Kopfstand) 10 Minuten
Sālamba-Sarvāngāsana I (Schulterstand) 10 Minuten
Halāsana (Pflug) 5 Minuten lang und alle dir möglichen Asānas im Sarvāngāsana-Zyklus
Pashchimotattānāsana (einfache Vorwärtsbeuge im Sitzen) 5 Minuten lang
Uttānāsana (einfach Vorwärtsbeuge im Stehen) 3 Minuten lang
Shavāsana (Totenhaltung) 10 Minuten lang

Mit der ersten Übung hatte ich schon meine Probleme. Seit der Fistel ließ ich den Kopfstand weg, weil mir das irgendwie unheimlich war. Dabei gilt der Kopfstand als der König der Āsanas, und alles, was Iyengar darüber schreibt, klingt toll: Das Denkvermögen werde gestärkt, die Gedanken würden klarer, er helfe gegen Schlaflosigkeit und Gedächtnisschwund, und am Ende «wird man ausgeglichen und voller Selbstvertrauen bei Schmerz und Freude, Verlust oder Gewinn, übler Nachrede oder Ruhm, Niederlage oder Sieg». Von alldem kann man eigentlich nicht genug haben, doch nach meiner Erkrankung dauerte es fast zwei Jahre, bis ich mich wieder in den Kopfstand schwang.

Mit Übung 2 und 3 sah es schon besser aus. Der Schulterstand war immer schon eine meiner Lieblingsübungen gewesen und für Iyengar ein echter Allrounder unter den Haltungen. Nach dem Schulterstand in den sogenannten Pflug zu gehen, also die Beine über den Kopf zu strecken, sieht auf den ersten Blick nicht aus wie eine Vorbeuge, ist aber eine. Und Vorbeugen sind gut gegen Kopfschmerzen, so viel wusste ich inzwischen, weshalb ich mich in allen möglichen Positionen nach vorne streckte und meist den Kopf sanft auf einem Polster abgelegte. Das waren die nächsten beiden Übungen, die der Guru empfahl. Blieb noch Shavāsana, die sogenannte Schlussentspannung, die wohl jeder Yoga-Schüler irgendwann herbeisehnt. Vollkommen zu entspannen und regungslos dazuliegen ist gar nicht so einfach, wie man schnell merkt. Aber gelingt es, fühlt es sich toll an.

Jemand ohne jegliche Yoga-Erfahrung schüttelt bei diesen Übungen den Kopf, auf dem er balancieren soll, und belegt sind die Aussagen von B. K. S. Iyengar nur bedingt. Auch wenn der fast 100 Jahre alt gewordene Mann, der auf eine über achtzigjährige Yoga-Praxis zurückschaute, vom *Time Magazine* zu den einflussreichsten Menschen der Welt gerechnet wurde. In den letzten Jahren begann die Forschung jedoch, sich mit Iyengar-Yoga zu beschäftigen, und einige Studien konnten eine positive Wirkung bei Schmerzen und Rückenerkrankungen nachweisen.

Eigentlich gilt, dass es keine sofortigen Effekte beim Yoga gibt. Natürlich fühlt man sich besser nach einer Stunde Bewegung und Dehnung, aber bis eine Schulter nicht mehr weh tut oder die Wirbelsäule etwas gerader ist, dauert es lange. Dennoch gab es Yoga-Stunden, die mir bei akuten, heftigen Attacken geholfen haben. Dafür musste ich mich aber schon ein wenig zum Gespött der Leute machen und Dinge tun, die nicht in das Bild von Lifestyle-Yoga passen. Eine dieser Stunden war im Sommer, bei um die 30 Grad.

Alle waren unterwegs nach draußen, runter zum Wasser, nackte Füße im Gras, ein eiskaltes Bier. Ich hingegen schleppte mich zur Yoga-Stunde. Mein Getränk würde sowieso keinen Alkohol enthalten, tröstete ich mich. Mit steifem Nacken und Rücken wäre es auf der Picknickdecke auch nicht bequem. Und der Kopf tat einfach zu weh, um den Abend zu genießen.

Im Yoga-Raum war noch niemand, als ich ankam. Bestimmt war es den anderen zu heiß. Ich nahm mir einen Stuhl, eine Matte und eine Decke, setzte mich mit gekreuzten Beinen vor den Stuhl und legte den Kopf auf der Sitzfläche ab. Eine sanfte Vorbeuge gegen Kopfschmerzen, bevor die normale Stunde begann. Nach und nach kamen dann doch noch vier Leute, die mich nicht weiter beachteten und sich irgendwo im Raum verteilten. Als schließlich A. den Raum betrat, räumte ich meinen Aufbau zur Seite und setzte mich in den Schneidersitz. A. schaute mich freundlich an.

«Kopfschmerzen?»

Ich nickte.

«Nimm dir mal eine der Binden aus der Schublade, wickele sie fest, aber nicht zu stramm um den Kopf und mach damit heute alle Übungen.»

Ich hatte Fotos von B. K. S. Iyengar gesehen, auf denen er sich über seine Schüler beugt und ihnen mit so einer Binde Stirn und

Augen verbindet und sie sich dann gemütlich zwischen Polster legen durften.

Mir war klar, wenn ich jetzt die ganzen anderthalb Stunden mit Wickelbinde um den Kopf übte, wäre das nicht nur sehr warm, sondern würde auch ziemlich behämmert ausschauen. Mein Blick schien mich zu verraten. A. winkte nur ab: «Wir sind doch hier unter uns.» Also gut, wenn es um meine Kopfschmerzen ging, war mir schon lange nichts mehr peinlich.

Wir begannen wie immer: kniend nach vorne gestreckt, ein paarmal in Adho Mukha Svanāsana und Uttanāsana, dann eine Reihe Stehhaltungen, Beinstrecker in allen möglichen Variationen. Schließlich kamen wir beim Kopfstand an. A. fragte, wie es läuft, und ich grinste, weil Schweiß an meiner Schläfe entlangrann. Wir verhandelten kurz, ob ich ganz normal in den Kopfstand gehe – ist in der Theorie gut, aber in der Praxis doch eher unangenehm, wenn der Kopf weh tut. Wir entschieden uns für die hängende Variante in den Seilen an der Wand, die mich anfangs so irritiert hatten, aber mir inzwischen durch viele verschiedene Übungen vertraut waren. Wie eine Fledermaus hing ich fünf Minuten kopfüber. Zwischendurch schob mir A. ein paar Decken und Polster sanft unter den Kopf, sodass er ganz leicht auflag. Das Blut floss in den Kopf, aber erstaunlicherweise wurde der Druck nicht größer, sondern ebbte etwas ab.

Als ich wieder herunterkam, hatte A. schon einen kleinen Aufbau zum Dehnen der Schulter aufgebaut. Die anderen übten inzwischen weiter. Als Nächstes wurde ich auf einem Polster vor einem Stuhl mit ebenfalls einem Polster auf der Sitzfläche platziert. Hier ging es wieder in eine leichte Vorbeuge. Als ich mich aufrichtete, schleppte A. ein kniehohes Holz-U und noch weitere Decken und Polster an. Alles wurde so arrangiert, dass ich am Ende die Beine über den Kopf gestreckt, mit den Oberschenkeln auf dem

Polster und dem Holz-U liegend und einem geraden Rücken zehn Minuten die Welt um mich herum vergaß. Ich liebe diese Haltung, wenn ich Kopfschmerzen habe. Sie löst auf wundersame Weise die Verspannungen im Rücken und streckt den steifen Nacken.

Gelöst konnte ich mich am Ende noch einmal auf drei verschiedene Polster legen und zur Schlussentspannung übergehen, aber nicht ohne dass A. die Binde um meinen Kopf löste, sie mir sanft über die Augen legte und noch ein paar kleine Säckchen auf meiner Stirn und dem Haaransatz platzierte.

Nach der Stunde ging es mir einigermaßen gut. Und am nächsten Tag war von der Kopfschmerzattacke kaum noch etwas zu spüren.

So gut mir einzelne Stunden halfen, dauerhaft blieben die erhofften Erfolge auch beim Yoga aus. Und am Ende führte diese Enttäuschung zu einem erbitterten Streit mit A. Nicht dass A. und ich uns nicht mochten, im Gegenteil. Aber vielleicht erwartet man gerade von jenen Menschen, die man besonders mag, auch besonders viel. Ausgerechnet bei meiner Yoga-Lehrerin wollte ich meinen ganzen Kopfschmerzfrust loswerden, dass nichts wirklich half, dass niemand mir half. Von ihr schien ich verlangen zu können, dass sie einen Ausweg wusste. Dass sie mir die eine magische Übung zeigte, die alles wegzaubert.

Eines Abends wollte ich nur unterstützte Vorbeugen machen und mich nicht anstrengen. Das war für A. nicht akzeptabel. Alles Verständnis, das sie manchmal für die Faulheit ihrer Schüler aufbrachte und sogar noch ein Polster unterschob, wenn jemand müde von der Arbeit zu ihr kam, war verflogen. Ich strengte mich nicht an, weil ich mich selbst bemitleidete, und das konnte mir A. nicht durchgehen lassen. Sie forderte mich auf, wie sonst auch an den Übungen der Stunde teilzunehmen, aber ich weigerte mich.

Zog mich in eine Ecke zurück und saß auf meiner Matte. Der Kopf explodierte und ich mit ihm. Ich motzte zurück, dass ich hier jetzt nicht weitermachen könne, dass es mir schlechtgehe, warum sie das nicht begreifen wolle.

Ich stand auf und ging. In all den Jahren hatte ich noch nie erlebt, dass ein Schüler die Stunde vorzeitig verließ. Unhöflich wäre ein zu feines Wort dafür, ich hatte mich völlig danebenbenommen und eine Grenze überschritten. Noch Wochen später sprachen wir nicht miteinander. Irgendwann habe ich mich dann halbherzig entschuldigt, aber das genügte ihr.

Dafür bin ich heute noch dankbar, denn als ich einige Monate später die Umkleidekabine verlassen wollte, baute sich A. im Durchgang zwischen Umkleide und Übungsraum vor mir auf und wollte wissen, wie es mir gehe. An diesem Abend erzählte ich ihr, dass ich gelesen hätte, es gebe eine Alternativklinik, wo man mit einer speziellen Ernährung und Verhaltenstherapie gegen Schmerzen arbeitete. A. schaute mich ruhig an. Und dann kam er, der Satz, über den sie vielleicht vorher nicht mal lange nachgedacht hatte, der aber einer der wichtigsten Sätze überhaupt sein sollte:

«Glaubst du, es gibt da draußen jemand, der dich in drei Wochen gesund machen kann?»

Egal, wo ich suchen würde, egal, welche Ratschläge ich befolgte oder nicht, da draußen gebe es niemanden, der irgendetwas tun könne, damit ich im nächsten Moment für immer schmerzfrei war.

So einfach war es.

«Schau es dir genau an», fuhr sie fort. «Du hast einen Neurologen, dem du vertraust, du treibst genügend Sport, und du hast dein Yoga. All das zusammen wird dir irgendwann helfen.»

Heute kann ich sehen, dass ich genau in diesem Moment, aufhörte zu suchen und meine Krankheit endlich akzeptierte. Es machte einfach Klick. Vorher hatte ich mich häufig gefragt, was man sich genau darunter vorstellen muss, dass der erste Schritt die Akzeptanz der Krankheit ist, und wie man das genau macht. Und dann bedurfte es nur genügend Zeit und dieses einen Satzes.

So war Yoga mehr als Yoga, mehr als eine Entspannungstechnik, es war auch eine Auseinandersetzung mit meiner Krankheit auf einer ganz körperlichen Basis. Der Frust kam dort ebenso zum Vorschein wie die hellen Momente, wo der Schmerz nachließ. Dass ich A. blind vertraute, war ungemein wichtig. Ich wusste, dass ich nie Gefahr lief, mich irgendwie zu verletzen oder mir zu schaden, wenn ich bei ihr übte. Aber sie war auch eine weise, lebenskluge Frau. Da hatte ich einfach Glück.

Nicht alles, was kaputt ist, muss auch repariert werden

Gegen 11 Uhr traf die E-Mail ein. Die Betreffzeile war nüchtern: «Unterstützung». Ich wunderte mich, denn ich war erst seit zwei Stunden im Büro und hatte C. ja noch zum Frühstück gesehen und gesprochen. Da hatte er nichts erwähnt. Ich öffnete die Nachricht und sah nur eine Telefonnummer, die ich anrufen sollte. Stattdessen wählte ich die Ziffern unseres Anschlusses zu Hause. C. ging ran, geschäftig wie immer um diese Zeit, aber nicht verwundert. Er habe mal recherchiert und sich bei einem Psychotherapeuten informiert, wer für meinen Fall geeignet wäre, und diese Kollegin sei besonders empfohlen worden. Ich solle da mal anrufen und einen Termin machen. Aha, meinte ich, und ob wir über eine mögliche Psychotherapie nicht ausführlich sprechen sollten.

«Nein. Was soll es da zu besprechen geben? Da draußen gibt es Hilfe. Warum darauf verzichten?»

«Aber ist diese Frau denn irgendwie besonders auf Schmerzen spezialisiert?»

«Keine Ahnung. Wenn es dir dort nicht gefällt, suchen wir jemand anders.»

Mir ging das irgendwie zu schnell. C. klang so pragmatisch. Vielleicht wäre er froh, wenn ich mich mal bei jemand anderem ausheulte? Oder glaubte er, dass mit mir etwas ganz grundsätzlich nicht in Ordnung war? Und wenn ja, was genau?

«Es ist alles in Ordnung mit dir», beruhigte mich C. «Aber du hast eine Menge Dinge zu verarbeiten. Und noch mal: Das musst du nicht allein tun. Dafür gibt es solche Leute.»

Im Grunde hatte ich keinerlei Berührungsängste, wenn es um Psychologie ging. Theoretisch hatte ich mich seit meiner Jugend mit Sigmund Freud, Jacques Lacan und anderen Psychoanalytikern beschäftigt. Und im Leben war ich immer froh, wenn sich Menschen dafür entschieden, eine Therapie zu machen, egal, ob sie viermal die Woche zur Analyse gingen oder sich einer Verhaltenstherapie unterzogen. Ich hatte sogar einigen engen Freunden dazu geraten, sich professionelle Hilfe zu holen. Bei ihnen waren es jedoch offensichtliche Probleme gewesen: eine Krebserkrankung, ein wirklich schlimmer Schicksalsschlag, große Trauer oder Sucht in all ihren Ausprägungen. Auch in meiner Familie war so etwas nie ein Tabu gewesen. Meine Eltern waren vielleicht nicht übermäßig modern, aber aufgrund einer tiefen christlichen Prägung begriffen sie seelischen Beistand als etwas Selbstverständliches. Ein angeheirateter Onkel meinte, dass die Psychoanalyse die beste Investition seines Lebens gewesen sei. Über fünf Jahre hatte sie bei ihm gedauert und sein ganzes Erbe gekostet.

Mir fiel es trotzdem schwer, die Nummer zu wählen. C.s Argument mit der Unterstützung klang einleuchtend. Aber muss denn alles repariert werden? Der Optimierungswahn des Menschen macht vieles nur schlimmer. Ich sagte mir selbst immer wieder: Solange es einigermaßen rund läuft, muss nichts gemacht werden.

Und es fühlte sich ja auch nicht richtig kaputt an, vielleicht waren bei mir die Dinge ein wenig aus der Balance geraten, aber das war doch noch keine Katastrophe. Also, wozu der Aufwand? Hinter dieser fadenscheinigen Argumentation konnte auch ich mich irgendwann nicht mehr verstecken. Schließlich tat ich alles dafür, dass der Körper wieder in Ordnung kam, und wollte ich, dass auch die Seele mitkommt, bräuchte ich jemand, der sich damit auskannte. Der mir irgendwie zeigte, was die Schmerzen mit mir anstellten. Dass sie jemanden verändern, müder, gereizter, angespannter und auch sorgenvoller machen, kann sich jeder vorstellen.

Doktor K. hatte schon beim ersten Termin zu einer psychologische Begleitung geraten, so wie es das Schema für Schmerztherapie vorsieht. Und das aus gutem Grund. Schließlich hängt Schmerz allein gehirnchemisch mit Stoffen wie Serotonin zusammen, und diese sind auch für unseren Gefühlshaushalt maßgeblich. Sie allein durch Medikamente oder durch viel Bewegung zu beeinflussen, würde zu kurz greifen. Deshalb haben schon die Pioniere der Schmerztherapie Psychologen dazugebeten.

Ein Anrufbeantworter sprang an, ich bat um Rückruf. Der kam prompt, und ein Termin zum gegenseitigen Kennenlernen wurde ausgemacht.

Ich bog in eine kleine Seitenstraße ein, überall nur Wohnhäuser, keine Läden, keine Cafés, ein sehr intimer Ort, und ich fühlte mich sofort beobachtet. Ein paar Treppenstufen führten hinunter zur Praxis im Souterrain, und ich verschwand vor den Augen neugieriger Nachbarn und Passanten im Boden. Links schien ein Büro zu sein, rechts ging es zum «Behandlungszimmer»: zwei große Sessel, ausgelegt mit warmem Lammfell, indirektes Licht, ein paar Pflanzen. Neben dem Patientenstuhl ein kleiner Stapel Selbsthilfebücher und eine Packung Papiertaschentücher.

Ich schilderte kurz meine Krankengeschichte und die Beweggründe hierherzukommen. Die Frau im anderen Sessel erklärte ihre Arbeitsmethode und ihre konzeptionellen Einflüsse. Sie war Diplom-Psychologin, sprach von «tiefenpsychologisch», «systemisch» und anderen Sachen, die ich mir nicht merkte. Sie war vermutlich an die fünfzig, wirkte gepflegt, trug aber diese therapeutentypischen weiten Stoffhosen und ein Batiktuch. Trotz dieser sie umgebenden Weichheit wirkte sie absolut klar und professionell. Wir verabschiedeten uns, ich sollte mich melden, falls ich mich für sie entschied.

Das tat ich und ging in den folgenden drei Jahren einmal wöchentlich zu Frau S. Damit hatte ich nicht gerechnet. Anfangs dachte ich, in drei Monaten sei alles besprochen. Aber mit den Schmerzen blieb auch Frau S.

In den Stunden mit Frau S. lernte ich, meinen Umgang mit der Krankheit von außen zu beobachten. Wie alle Betroffenen hatte ich mir einiges an Bewältigungsstrategien zurechtgelegt. Eher gewöhnlich war, dass ich für Ablenkung sorgte. Kam ich abgeschlagen nach Hause, schaute ich mir meist eine Folge der Serie *The West Wing* an. (Die kompletten Staffeln hatte ich mir billig übers Internet besorgt. Mit sieben Staffeln à 22 Folgen hatte ich schon mal einen Vorrat für sechs Monate angelegt.) Während der 40 Minuten gelang es mir, das Brummen und Drücken zu ignorieren. Auch konnte ich immer lesen. Vielleicht nicht so schnell, aber die Konzentration auf einen Text gelang, und damit rückte der Schmerz in den Hintergrund.

Auch die trüben Momente blieben nicht aus. Mal weinte ich bitterlich, mal wollte ich alles hinschmeißen, und mal weigerte ich mich aufzustehen (das hielt ich aber nie sehr lange aus, und nach einer halben Stunde und einer Dusche kehrte ich wieder in den Alltagstrott zurück). Mich überfiel gelegentlich Panik, dass noch irgendetwas nicht stimmte oder sich eine neue Fistel gebildet hätte.

Die Lehrbücher nennen die Verhaltensweisen von Schmerzpatienten in Bezug auf ihre Krankheit «Coping»; übersetzt man das nicht mit «bewältigen», sondern etwas laxer, dann heißt es auch «schaffen». Es ist also *zu schaffen*. Die individuellen Strategien überprüft man mit *Pain Coping Questionnaires*. Manche dieser Fragebögen eignen sich eher für Rheuma oder Arthritis, andere für Rückenschmerzen oder eben auch für Kopfschmerzen. Es wird danach gefragt, ob man seine Hausarbeit noch bewältigen kann oder wie häufig man auf der Arbeit fehlt. Geht man noch zu Festen und folgt einer Einladung oder sagt man eher ab? Aber es wird sich auch ganz direkt erkundigt, ob man trotz Schmerz noch dazu in der Lage ist, das Leben zu genießen, sich freuen kann oder wohl fühlt. Die Ergebnisse zeigen dann, wie sehr ein Patient dazu neigt, sich zurückzuziehen, zu grübeln und ängstlich zu sein, oder der ganzen Sache nicht genug Beachtung schenkt.

Im ersten Jahr bei Frau S. weinte ich – immer genau 45 Minuten, immer genau eine Sitzung lang. Schließlich war nichts mehr wie vorher. Die Schmerzen, die einen davon abhalten, viele Dinge zu tun, die vorher selbstverständlich waren, die Diagnose «chronisch», die Unklarheit über die Ursache bzw. die Tatsache, dass der Schmerz selbst eine Krankheit ist, all das ist nicht nur eine «Beeinträchtigung der Lebensqualität» – wie das so schön in den Broschüren heißt –, es ist ein heilloser Schlamassel. Wie eine riesige Welle schlägt alles über einem zusammen. Und wie bei der Welle folgen auch ruhigere Phasen, in denen man wieder Kraft schöpft. Doch das verhindert nicht die nächste Welle. Das heißt, der Zustand ist uneindeutig und deshalb umso anstrengender.

Ich wollte mein Leben auf gar keinen Fall für vollständig ruiniert halten, aber ich jammerte durchaus. Diesem Impuls gab ich, so gut es eben ging, nicht nach. Sonst hätte ich etwas getan, das die Psychologen *Katastrophisieren* nennen. Dann malt man sich alles noch schlimmer aus, als es eigentlich ist, und verliert jede Hoffnung auf Besserung. Diese Form von übermäßiger Beschäftigung mit dem Schmerz hat nicht unerhebliche Auswirkungen auf den Behandlungserfolg. Menschen mit Neigung zum Katastrophisieren nehmen tendenziell mehr Medikamente, vermeiden Bewegung und Sport; Depression und Ängstlichkeit prägen ihr Leben. Interessant am Katastrophisieren ist, dass es dabei viel um Kontrolle über andere geht. Je mehr man über die Krankheit spricht, je mehr man sie ins Zentrum von allem stellt, desto mehr Aufmerksamkeit schenkt einem die Umwelt.

Doch, denke ich, leiden unter den negativen Gedanken vor allem die Betroffenen. Denn negative Gedanken sind mächtiger als der Kaiser von China. Sie regieren ein großes Reich, einen Vielvölkerstaat von Krankheiten. Doch trotz seiner Macht ist der negative Gedanke ständigen Angriffen ausgesetzt. Kein Psychologe, der nicht seinen Einfluss eindämmen möchte, kein Achtsamkeitstheoretiker oder Meditationsguru, der ihn nicht auslöschen will. Mir fing der negative Gedanke an leidzutun. Schließlich ist Schmerz ohne negative Gedanken gar nicht vorstellbar. «Was habe ich getan, dass ich diese Schmerzen ertragen muss?» – «Es wird niemals wieder besser werden.» Oder: «Ich halte es nicht mehr aus.» Unmöglich, nicht so zu denken. Doch weil gemeinhin angenommen wird, dass diese Gedanken nicht gut sind, weil alles dadurch nur noch schlimmer wird, wiegen sie doppelt schwer. Es gibt schon genug Gründe, sich «zusammenzureißen», aber wenn man dann noch durch negative Gedanken sich selbst schadet ... ein Teufelskreis. Wie da noch normal bleiben?

Meine Bewältigungsstrategie gegen diesen Teufelskreis war

meine Identität als «Musterpatientin», als Streberin. Ich machte alles so, wie es Doktor K. empfohlen hatte. Ich war eine wunderbare Patientin, weil so Therapie-*compliant*. Das bedeutet, dass ich immer gut kooperierte. Ich befolgte die Anweisungen, hatte die Einnahme der Medikamente im Griff, nahm sie immer zum selben Zeitpunkt, sorgte dafür, dass ich rechtzeitig ein neues Rezept bekam. Ich erfüllte auch alle anderen Dinge, wie das Führen des Kopfschmerzkalenders und den regelmäßigen Sport. Das war für mich selbstverständlich. Nur die Belohnung für all dies schien ich nicht zu bekommen.

Häufiger, als ich mir hätte vorstellen können, hatte Doktor K. mit anderen Fällen zu tun. Eine ältere Frau beschwerte sich einmal lauthals am Empfang der Praxis, dass die Tabletten nicht wirken würden. Hilflos ruderte die Praxishelferin mit den Armen, bevor sie leise, aber bestimmt sagte, dass mehr Geduld erforderlich sei. Die Tabletten würden nach zwei Tagen nicht wirken, das alles bräuchte Zeit. Die ältere Frau ignorierte die Erklärung, und als sie sah, dass Doktor K. aus dem Behandlungszimmer kam, stürzte sie auf ihn zu.

«Ich nehme die Tabletten nicht. Die helfen überhaupt nicht.»

Doktor K. warf einen Blick in die Runde und sagte dann: «Ich habe Ihnen doch gesagt, dass wir mindestens sechs Wochen warten müssen, um zu sehen, ob Ihnen das Medikament hilft.»

Sein Gesicht war ernst, angespannt, vielleicht klang seine Stimme auch genervt, was einem nur auffiel, wenn man wusste, dass er normalerweise eigentlich einen lockeren Ton anschlägt. Wie oft hatte er dieser Frau erklärt, wie das Behandlungsschema ablaufen würde? Wie mochte er sich fühlen, in dem Wissen, dass er nur eine Chance hatte, ihr zu helfen, wenn sie sich an die Anweisungen hielt? Er brauchte die Patientin als Komplizin, sonst würde es nicht funktionieren.

Soweit ich das in diesem Moment beurteilen konnte, würde es hier wohl schwierig werden. Selbst wenn sie sich fürs Erste zufriedengab, beim nächsten Besuch würde Doktor K. vermutlich feststellen, dass sie die Tabletten dann doch nicht genommen hatte oder nicht, wie sie sollte. Zu hoffen blieb nur, dass nichts passiert war, was die Situation noch verschlimmerte. Bei den wenig einsichtigen Fällen wunderte ich mich schon, dass er nicht resignierte und antwortete: «Vergessen Sie das mit der Wissenschaft, fahren Sie einfach nach Lourdes.»

Der Begriff Therapie-*Compliance* ist inzwischen etwas aus der Mode gekommen. *Compliance* bedeutet Folgsamkeit, und diese Art von Unterwerfung passt nicht zum Verständnis einer modernen Arzt-Patienten-Beziehung. Deshalb spricht man lieber von *Adhärenz*. Dabei legt man Wert darauf, dass gemeinsam eine Entscheidung gefällt wird, also Arzt und Patient aktiv eine Behandlung beschließen.

Bei chronischen Erkrankungen geht es ohne *Compliance* oder *Adhärenz* nicht, schließlich steht meist eine Phase von verschiedenen Versuchen bevor und eine Behandlung, die über Jahre geht oder vielleicht für immer. Wenn aber angeblich 50 Prozent der chronisch kranken Fälle nicht mitmachen, wie ist das für einen Arzt? Deprimierend.

Auf mich musste Doktor K. nicht einreden wie auf einen störrischen Esel. Im Gegenteil. Ich fragte nach, konnte genau beschreiben und berichten, wie es mir ging, was ich gemacht hatte. Aber ich haderte – wie bereits erwähnt – damit, dass Doktor K. so unnachgiebig in der Frage war, ob ich mal in Kur gehen oder mir eine längere Pause gönnen sollte. Seine Meinung war: Wenn ich es unter normalen Alltagsbedingungen schaffen würde, mit den Schmerzen zu leben, vielleicht sogar ein gutes Leben zu führen, wäre ja alles erreicht. Und irgendwann verstand ich es dann auch:

Mehr ging nicht bei einer Erkrankung, deren Prognose «unheilbar» lautet. Auch das sprach er nicht aus. Sondern versuchte, meine Gedanken auf jene Dinge zu lenken, die mir wichtiger hätten sein sollen. Aber was sollte mir wichtiger sein, als weniger oder gar keine Schmerzen mehr zu haben? Weshalb ich nicht aufhörte, ihm immer neue Vorschläge zu machen. Und weshalb er dann auch einmal die Geduld verlor. Ich erzählte ihm, dass ich gelesen hätte, Fastenkuren würden die Selbstheilungskräfte aktivieren und bei chronischen Schmerzen helfen. Ohne einen Funken von Interpretationsspielraum erklärte er:

«Das können Sie machen, wenn Sie eine Mangelernährung riskieren wollen. Bei den Schmerzen wird es nicht helfen.»

Die endlose Liste an Vorschlägen, die ich Doktor K. unterbreitete, war letztlich auch nur eine Coping-Strategie. Aber eine sehr aktive. Die Theorie unterscheidet zwischen aktiven und passiven Coping-Strategien. Beides irgendwie schlecht. Zu den aktiven gehören: den Schmerz umdeuten, anders benennen, für Ablenkung sorgen, die Erwartungen heruntersetzen oder eben hyperaktiv nach neuen Wegen suchen, was bei mir der Fall war. Zu den passiven gehört Katastrophisieren, aber auch das Gegenteil davon: nämlich Verdrängen oder Vermeiden.

Der Schmerztherapeut John Loeser versuchte bereits in den 1980er Jahren, das Verhalten und die Gefühle der Patienten in eine Definition von Schmerz einzubauen. Er ging von vier Dimensionen aus, Schmerzreiz (*nociception*), Schmerzwahrnehmung (*pain*), emotionale Ebene (*suffering*) und Schmerzverhalten (*pain behaviour*), das alle Verhaltensweisen rund um den Schmerz erfasst: vom schmerzverzerrten Gesicht über die Einnahme von Medikamenten bis zu körperlichen Einschränkungen. Damit lieferte Loeser eine brauchbare Grundlage für die Arbeit von Ärzten, die beim Umgang mit ihren Patienten jeder dieser vier Dimensionen Beachtung schenken sollten.

Und wie angedeutet, kann der Patient auch eine Mischung an Verhaltensweisen an den Tag legen: der eine nutzt die Zuwendung seiner Mitmenschen aus und jammert noch mehr, der Nächste spielt vieles herunter oder vermeidet alles, was unangenehme Folgen haben könnte. In der Wissenschaft spricht man dann von *fear-avoidance*-Modell und «Bagatellisieren». Beides kann sogar körperliche Auswirkungen auf Schmerzempfindlichkeit und -erleben haben. Wer aber denkt, er könnte dem ängstlichen Menschen helfen, indem er ihm sagt: «Reiß dich mal zusammen», der macht es sich zu einfach. Die Prozesse sind komplex, Vorstellungen und Reaktionen vielfältig. Hier läuft nicht einfach ein Programm ab, das man mal mit einem lockeren Spruch umlenkt.

Mich hat lange beschäftigt, ob es möglich ist, wie ein Buddhist das Unvorhersehbare anzunehmen und gleichzeitig aktiv gegen die Krankheit vorzugehen. Irgendwie habe ich mir einen Mittelweg gesucht. Es war beides da, das Gefühl, dass mein Leben auch mit Kopfschmerzen okay ist, und gleichzeitig der Glaube, dass es irgendwo da draußen eine Lösung gibt. Doktor K. hat mir eigentlich beides gezeigt, die möglichen Lösungsansätze und ein normales Leben mit Schmerzen. Die Schmerzen sollten nie über das andere Leben entscheiden, das hat er mir immer wieder eingebläut. Trotzdem war das *Praying and Hoping*, wie es im Fachjargon heißt, stark genug, dass ich so vieles ausprobiert habe. Die Sache mit der Wunderheilung war lange nicht vom Tisch. Einer der Gründe für das durchaus problematische Doctor-Hopping bei Schmerzpatienten.

Bei Frau S. konnte ich eher den Zwiespalt und die Angst thematisieren. Konnte all die Fragen stellen, die man nicht gern ausspricht: Warum ausgerechnet ich? Wieso höre ich nicht auf, damit zu hadern? Weshalb trauere ich immer wieder um mein altes, gesundes Leben, statt nach vorne zu schauen? Dass ich anfangs in den Stunden bei Frau S. so viel geweint habe und weniger geredet, war wohl eine Art Trauerphase. Irgendwann hörte die Trauer auf. Die Psychologie sagt, wir brauchen die Trauer, um uns zu lösen. Das zu durchleben, scheint ein wichtiger Schritt zu sein, das Leben mit Krankheit zu akzeptieren. Klingt einleuchtend und lässt sich im Nachhinein leicht sagen, währenddessen fand ich es einfach nur schlimm.

Mit Frau S. habe ich über vieles davon gesprochen, und sie hat mir geholfen, das alles einzusortieren und letztlich auch Ängste abzustellen. Doch über eine Sache habe ich nie mit ihr geredet. Was ich heute bedauere, denn sie hätte mir erklären können, welches psychologische Muster sich dahinter verbirgt. Aber ich behielt diese Sache für mich, erzählte niemandem davon, bis ich bei Friedrich Nietzsche in der «Fröhlichen Wissenschaft» diese Stelle las: «Mein Hund. – Ich habe meinem Schmerz einen Namen gegeben und rufe ihn ‹Hund› – er ist ebenso treu, ebenso zudringlich und schamlos, ebenso unterhaltend, ebenso klug wie jeder andre Hund – und ich kann ihn anherrschen und meine bösen Launen an ihm auslassen: wie es andere mit ihren Hunden, Dienern und Frauen machen.»

Erschrocken blickte ich auf die Zeilen. Das war nicht möglich! Er hatte seinen Schmerzen einen Namen geben? Er sprach mit ihnen? Unmöglich. Ich war also nicht die Einzige, die das tat. Meine Schmerzen hatten auch einen Namen, und wenn es schwierig wurde, begann ich, auf sie und mich einzureden: «Ruhig, meine freundlichen Geister, ihr seid nur Geister. *Friendly ghosts.*» Ist das schon verrückt oder nur kurios? Versuchte ich damit, der Realität meiner Schmerzen zu entkommen?

Natürlich klingt das nach Externalisierung der Krankheit oder einer Projektion. Die Krankheit war ein Problem, das nicht identisch mit mir ist. Dass ich sie *friendly ghosts* nannte, liegt wohl an meiner Vorliebe für Geschichten. Schon der Name ließ mich schmunzeln und veränderte meine Vorstellung vom Schmerz. Ihn nicht ganz so ernst zu nehmen, ihn wie einen Geist vertreiben zu können, fand ich amüsant. Und es war auch einfach eine Abwechslung, denn irgendwann langweilte mich die Rede von den Kopfschmerzen selbst. Da gönnte ich mir meine eigene kleine Erzählung, einen imaginären Freund, wie ihn Kinder manchmal herbeiphantasieren. Der Schmerz lässt «Hühner und Dichter gackern», und ich war wohl ein Huhn.

Hintergangen

Im Frühjahr 2008 hatte ich schon mit vielen Ärzten über meine Kopfschmerzen gesprochen. Da waren der Neurologe mit den Adventsplätzchen, die Ärzte, die den Kombinationskopfschmerz diagnostiziert hatten, die Ärztin im Kopfschmerzzentrum, die Doktor K. um eine zweite Meinung gebeten hatte, und natürlich Doktor K. selbst. Seit über einem Jahr war ich in seiner Obhut und fühlte mich gut aufgehoben. Deshalb erscheint es mir heute immer noch merkwürdig, dass ich mich dazu entschied, ohne sein Wissen in eine Schweizer Schmerzklinik zu fahren, die ich im Internet gefunden hatte. Ich dachte, es sei schwierig, im Ausland eine Klinik aufzusuchen, aber es war kaum anders als sonst. Ein Anruf, Terminabsprache, schon war alles geregelt.

Warum wollte ich ausgerechnet in die Schweiz? Es gab doch eine renommierte Klinik in Kiel und auch sonst einige spezialisierte Anlaufstellen in Deutschland. Aber es musste die Schweiz sein. Vielleicht weil ich mir vorstellte, sie würden mich gleich dabehalten, wie Hans Castorp im «Zauberberg», der eigentlich nur seinen Vetter besuchen wollte und dann für Jahre im Sanatorium verschwand. Sah ich mich also, auf einem Liegestuhl fest in Decken gehüllt, frische Bergluft einatmen – wie ich mir das schon in Doktor K.s Behandlungszimmer erträumt hatte?

Ich wünschte mir sehnlichst eine Auszeit. Nach anderthalb Jahren mit täglichen Kopfschmerzen waren Energie und Kraftreserven aufgebraucht. Doktor K. hörte mein Jammern, und doch wiederholte er geduldig, wie wichtig es sei, dass ich ein ganz normales Leben führte. Nur dass ich von einem normalen Leben sehr, sehr weit entfernt war. Also unternahm ich einen erneuten Anlauf, Hilfe zu finden, die sofort wirkte. Was aber auch zeigt, dass ich noch genügend Kraft für weitere Experimente und Versuche hatte. Offenbar ist man zäher und erträgt mehr, als man im gesunden Zustand jemals vermuten würde.

Ich fuhr also in die Schweiz. Weil der Termin um 11 Uhr morgens war, machte ich am Abend vorher eine Zwischenstation bei Freunden in Freiburg. Sie nahmen mich freundlich auf, wir hatten uns seit einer Ewigkeit nicht gesehen. Ich war immer gern bei ihnen gewesen, denn dort war das gute Leben zu Hause. An diesem Abend schmerzte es mich, dass wir nicht wie früher bis spät in die Nacht in der Küche sitzen konnten und um Mitternacht noch mal Käse auf den Tisch kam, dünne Scheibchen vom feinen Schinken geschnitten und ohne Zögern die nächste Flasche Wein geöffnet wurde. Wir gingen früh schlafen, und am nächsten Morgen verabschiedete ich mich am Bahnhof mit der Ankündigung, dass ich von nun an vielleicht öfters in der Gegend sein würde, wenn es in der Klinik gut liefe.

Als ich aus dem Zug stieg, war es ein freundlicher, sonniger Tag. Ich konnte zu Fuß zur Klinik laufen. Weil ich noch ein bisschen Zeit hatte, ging ich erst runter zum Fluss, schaute mir die putzig ineinandergestapelten Häuser der Altstadt an, die romanische

Sandsteinkirche und schlenderte schließlich durch eine gepflegte Parkanlage. Die Heile-Welt-Umgebung tat mir gut. Bis ich vor der Klinik stand. Äußerlich erinnerte nichts an ihr an den Zauberberg, es war mal wieder nur ein Zweckbau: pragmatische Rechtecke, die Fassade mit einer Mischung aus Plastik und Stahl verkleidet, fast schon etwas unterkühlt und ohne weiteres geeignet für eine Versicherung. Krankenhäuser wirken heute häufig eher wie Bürogebäude, schwer vorstellbar, dass dort geniale Pioniere der Zunft wie Rudolf Virchow oder der Entdecker des Penicillins Alexander Fleming über die Flure streifen. Ein großzügiger Eingang, eine luftige Empfangshalle, ein bisschen historisches Gemäuer, das von anderen Zeiten erzählt, oder aber visionäre Architektur, die die heilbringende Zukunft verspricht, würden sicher einen ungeheuren Effekt auf die Genesungsaussichten vieler Patienten haben. Stattdessen musste ich hier in der Schweiz wohl endgültig meinen Traum vom altehrwürdigen Sanatorium begraben.

An der Anmeldung schickte man mich in einen Wartebereich, der eher Teil eines Innenraums war, von dem aus die Patienten in verschiedene Zimmer auf zwei Stockwerken verschwanden. Nach einer Weile empfing mich ein freundlicher Arzt, randlose Brille, leicht angegraute Schläfen, aber athletisch durchtrainiert und daher irgendwie jugendlich im Auftreten. Wie üblich nahmen wir auf zwei Seiten eines Schreibtisches Platz, ich studierte die Namen der Pharmafirmen auf der Schreibtischunterlage und den Notizblöcken, während er sich Arztbriefe durchlas. Geduldig hörte er sich meine Geschichte an. Dann setzte ich mich auf die Behandlungsliege, er machte ein paar neurologische Tests, indem er seinen Zeigefinger vor meinem Gesicht hin und her bewegte und der Reaktion meiner Augen folgte. Danach musste ich seine Hände drücken und die Finger an die Nase führen, auf einem Bein stehen und mich hinlegen und mit geschlossenen Augen die Ferse zum Knie führen. Als ich alle Test bestanden hatte, stellte er einige Nachfragen und gab schließlich folgenden Rat:

«Sie sind so weit in guter Behandlung, aber viel länger sollten Sie nicht versuchen, mit Schmerzmitteln die Kopfschmerzen in den Griff zu kriegen. Ich empfehle Ihnen ein Antidepressivum. Cymbalta ist der Handelsname. In Deutschland ist es für neuropathische Schmerzen zugelassen, nicht für Kopfschmerzen, aber wir haben damit sehr gute Erfahrungen gemacht. Ich schreibe noch mal alles für den Kollegen in Ihrer Heimat auf. Alles Gute, auf Wiedersehen.»

Nicht einmal eine Stunde war ich dort gewesen. Jetzt lief ich schon wieder zum Bahnhof, um den nächsten Zug nach Hause zu nehmen. Ohne eine neue Erkenntnis, geschweige denn einen Durchbruch. Alles, was ich in der Schweiz gehört hatte, hatte Doktor K. auch schon gesagt. Ein Antidepressivum hatte man mir bereits im Kopfschmerzzentrum empfohlen. Der Schweizer Arzt hatte lediglich ein anderes Medikament ins Spiel gebracht als das von den deutschen Krankenkassen empfohlene Amitriptylin. Und dafür war ich hinter dem Rücken von Doktor K. ins Ausland gefahren?

Mich plagte ein so unglaublich schlechtes Gewissen, dass ich Doktor K. den Arztbrief aus der Schweiz fast nicht gezeigt und die ganze Geschichte unter den Tisch fallengelassen hätte. Was würde er denken? Dass ich ihm nicht vertraute, dass ich ihn für nicht fähig hielt, mir zu helfen? Nichts davon war der Fall. Schließlich entschloss ich mich, ihm ein Geständnis zu machen. Mit einem zaghaften Versuch einer entschuldigenden Erklärung zeigte ich ihm den Arztbrief.

Doktor K. nahm es ausgesprochen gelassen auf. Während ich noch vor mich hin stammelte, las er schon den Brief. Die heikle

Balance zwischen uns schien nicht gestört. Er sprach nicht aus, was ich heute jedem anderen Schmerzpatienten sagen würde: Die ganze Unsicherheit der Krankheit gegenüber macht alles nur schlimmer. Die Krankheit zu akzeptieren, bedeutet, die Schwierigkeit der Therapie anzuerkennen, die vielen Bausteine mit großer Geduld zusammenzufügen. Nichts anderes tat Doktor K., aber ich suchte weiter nach dem großen Durchbruch, und er verurteilte mich dafür nicht.

Aber war ich auch so weit, es mit einem Antidepressivum zu versuchen? Am liebsten wäre ich im Boden versunken. Es war nur ein paar Monate her, dass wir darüber gesprochen hatten und ich es noch für zu früh hielt, also innerlich noch nicht zu diesem Schritt bereit war. Auch das hatte er akzeptiert, vermutlich gegen seine eigene Überzeugung, aber er wollte mich offensichtlich nicht drängen. In meiner Verbohrtheit hatte ich auch nicht richtig nachgefragt.

Antidepressiva stellen wie Opiate ein moralisches Problem dar. Niemand gibt gerne zu, dass er ein Mittel nimmt, das irgendetwas mit seiner Persönlichkeit anstellt. Es klingt immer danach, dass man nicht nur Schmerzen hat, sondern noch andere Probleme. Dass man nicht in der Lage ist, genug Disziplin aufzubringen, die Schmerzen anderweitig zu besiegen, und sich stattdessen den billigen Ausweg über die Chemie sucht. Selbst wenn der Arzt einem ein Dutzend Mal erklärt, dass man das Antidepressivum ausschließlich wegen der Schmerzen nimmt, bleibt ein unbehaglicher Rest.

Alles, was ich an Fragen hatte, betraf die Nebenwirkungen. Die sind nicht schön: Müdigkeit, trockener Mund, Verstopfung, Gewichtszunahme, Beschleunigung des Herzschlags, Schwindel, Muskelzittern, Sehstörungen, Leberfunktionsstörung, sexuelle Störungen, Glaukomauslösung, um nur einige zu nennen. Das wollte ich alles nicht. Es darauf ankommen zu lassen und dann weiterzusehen, war keine Option. Mich interessierte nicht, wie unwahrscheinlich es war, dass es überhaupt zu einer dieser Nebenwirkungen kam. Ebenso übersah ich, dass es nicht nur ein Präparat gab, sondern gleich Dutzende, die man ausprobieren konnte. Immer noch habe ich nicht so ganz verinnerlicht, dass der Medikamentenschrank deshalb so reich gefüllt ist, weil jeder Patient individuelle Voraussetzungen mitbringt und nicht jeder jedes Mittel gleich gut verträgt. Für Ärzte ist es deshalb selbstverständlich, auch Alternativen bereitzuhalten, Patienten dagegen wollen immer nur das einzig richtige Heilmittel.

Und die entscheidende Frage hatte ich noch gar nicht gestellt: Wie wirken Antidepressiva gegen die Schmerzen? Wie funktioniert das? Wie verändert sich meine Stimmung? Wie verändere ich mich? Werde ich ein anderer Mensch?

Bereits in den sechziger Jahren hat man festgestellt, dass Antidepressiva auch bei Schmerzzuständen helfen. Gängig sind heute sogenannte trizyklische Antidepressiva, die die Konzentration von Serotonin im Gehirn anheben, was zur Stimmungsaufhellung beiträgt, aber auch schmerzlindernd wirkt. In der Schmerztherapie benötigt man jedoch eine viel geringere Dosis, um die gewünschte Wirkung zu erzielen, als bei Depressionen.

Normalerweise schütten Neuronen Serotonin oder andere Botenstoffe aus, die dafür zuständig sind, Signale von Zelle zu Zelle weiterzugeben. Danach werden die Botenstoffe wieder aufgenommen, um beim nächsten Signal erneut ausgeschüttet zu werden. Antidepressiva hemmen die Wiederaufnahme, sodass das Gehirn mit Serotonin überflutet wird. Ein hoher Serotoninspiegel macht aber noch nicht glücklich und vertreibt auch nicht die Schmerzen. Das Serotonin wirkt auf die Blutgefäße, dämmt Entzündungen ein, steuert den Schlaf und Gefühle. Die Wirkung der Antidepressiva ist also indirekt. Durch ein Trauma oder eben Schmerz verändern sich die Zellen, sie werden immer durchlässiger für Reize, die erhöhte Ausschüttung von Serotonin braucht es schließlich auf. Allmählich wird unter dem Einfluss von Antidepressiva das Ungleichgewicht an Serotonin aufgehoben.

Die Vorteile von Antidepressiva liegen auf der Hand: Sie haben weniger negative Effekte als gängige Schmerzmittel auf innere Organe, machen nicht süchtig und lassen auch nicht in ihrer Wirkung nach wie Opioide. Bei trizyklischen Antidepressiva fallen die Nebenwirkungen jedoch erheblich heftiger aus als bei neueren Serotonin-Wiederaufnahmehemmern wie Cymbalta, deren Effektivität bei Schmerzen allerdings noch nicht so gut belegt ist, und ganz genau kann man nicht sagen, wo sie wirken. Deshalb war das Mittel der Wahl im Schmerzzentrum Amitriptylin gewesen.

Ich erinnere mich, dass ich aufgeregt war, als ich zum ersten Mal die blau-weißen Kapseln aus der Packung nahm. In den ersten Tagen war ich ein wenig müde gewesen. Danach passierte nichts. Auch in der darauffolgenden Woche war alles wie immer. Die Tage verstrichen, der Sommer kam, und vor mir lag still der See. Er war dunkelgrün, die Sonnenstrahlen glitzerten auf der Wasseroberfläche. Von der kleinen Liegewiese des Hotels konnte man direkt hinein. Die Luft war warm, das Wasser nur etwas kühler. Das ist das Besondere an den österreichischen Seen südlich der Alpen. Sie sind von angenehmer Temperatur, fallen tief in die Schluchten hinab, und man kann fühlen, wie gut ihr Wasser ist. Ich wollte bis zum anderen Ufer schwimmen, das etwa anderthalb Kilometer entfernt lag, und wieder zurück.

Seit ein paar Tagen waren C. und ich hier, die Nachmittagsstunden verbrachten wir meist unter einem schattigen Schirm. Mit gleichmäßig kräftigen Zügen schwamm ich los. Um mich herum machten ein paar Jugendliche erste Übungen mit dem Surfboard, zogen immer wieder das Segel aus dem Wasser, richteten sich auf, ließen es aber meist schon nach ein paar Metern wieder los. Nach fünfzig Metern hatte ich den See für mich allein. Ruhig glitt ich vorwärts, die kühlen Spritzer im Gesicht, manchmal wärmte ein Sonnenstrahl, manchmal kam eine wohlige laue Unterströmung. Auf der Mitte des Sees ließ ich mich auf dem Rücken treiben, schaute in den blauen Himmel, ruhte mich etwas aus, bevor es weiterging. Das Ufer kam näher und näher. Ich merkte, dass ich eines nicht bedacht hatte: Auf dieser Seite des Sees fuhren mehr Boote als auf unserer. Langsam wurden die Wellen größer, ich musste aufpassen. Hundert Meter vor dem Ziel gab ich auf. Es hatte keinen Sinn weiterzuschwimmen. Selbst wenn ich das Ufer erreichen würde, wusste ich eigentlich nicht, wo ich an Land gehen konnte. Blieb mir nur der Rückweg. Natürlich wurde ich auch langsam müde, natürlich war das eine ordentlich lange Strecke, aber als ich zurück auf unserer Liegewiese war, fühlte ich mich zum ersten Mal seit fast zwei Jahren herrlich.

Sechs Wochen war es her, dass ich begonnen hatte, ein Antidepressivum zu nehmen. Doktor K. hat das Rezept mit der für ihn üblichen zurückhaltenden Prognose ausgestellt.

«Einen Versuch ist es wert», sagte er, «Sie müssen nichts befürchten. Sollten die Nebenwirkungen in den ersten Wochen nicht abklingen, schauen wir weiter.»

Dann wollte ich aber wissen, ob ich denn auch glücklicher sein würde. Fast mitleidig sah er mich an und schüttelte den Kopf.

«Ach, schade», sagte ich und konnte mir das Grinsen nicht verkneifen.

Warum ich mich letztlich doch auf das Antidepressivum einließ? Das hat einen banalen Grund: Ich begriff, dass mich die Schmerzen mehr veränderten, als jedes Medikament es jemals tun könnte. Sie bestimmten meinen Tagesablauf, raubten mir Kraft und Energie. Was sollte eine Tablette Schlimmeres mit meinen Gefühlen anstellen, als die Schmerzen es taten?

An diesem Nachmittag am See hatte ich nicht nur keine Schmerzen mehr, die anderthalb Jahre regelmäßiger Sport hatten mich auch stark gemacht. Sodass ich mich nicht einfach nur besser fühlte, ich fühlte mich besser als jemals zuvor.

Mit den Monaten brauchte ich keine weiteren Mittel mehr. Ganz langsam pendelte sich das Niveau meiner Schmerzen nach unten. Nach einem Jahr und insgesamt knapp drei Jahren hatte ich nicht nur Tage, sondern Wochen oder gar einen Monat keine Schmerzen.

Nach einer langen, langen Reise war das der Durchbruch gewesen. Trommelwirbel und Tusch! Nichts davon stellte sich ein, denn es war mühsam gewesen. Ich hatte so viel probiert, auf Akupunktur und Wunderheiler gesetzt, ging regelmäßig zum Yoga, Schwimmen und nahm meine Tabletten. Bausteine für Besserung. Es war nicht das Antidepressivum allein, was half. Auch wenn ich nicht erklären konnte, wie genau die einzelnen Maßnahmen zusammenhängen, was mit was reagiert und interagiert. Löste ich nur einen Bestandteil heraus, würde das Gebilde vielleicht zusammenbrechen. Aber der Zustand war mehr als vorübergehende Schmerzfreiheit. Ich konnte zum ersten Mal mit dem Erreichten zufrieden sein. Denn Besserung war nicht gleich Heilung. Und dies genügte mir nun.

Der Auslassversuch

Genau eine Woche vor meinem Geburtstag war es so weit. Nicht ganz anderthalb Jahre nahm ich Cymbalta, und mit der Zeit hatte sich mein Zustand erheblich stabilisiert. Zwar nicht innerhalb der ersten Wochen, doch es war Stück für Stück besser geworden. Ich hatte sogar aufgehört, meinen Kopfschmerzkalender zu führen. Die Einträge hatten begonnen, sich wie ganz zu Anfang zu wiederholen, aber statt jeden Tag mittelheftige Schmerzen mit gelegentlichen Ausschlägen nach oben zu notieren, malte ich jetzt kleine Striche in die Kästchen. Da war nichts. Keine Schmerzen mehr, die Medikamente jeden Tag die gleichen: eine Tablette Cymbalta, das war's. Und wenn sich die Schmerzen anfangs nur noch acht bis zehn Tage im Monat meldeten, war es in der darauffolgenden Zeit noch weniger geworden. Die Schmerzblockade war errichtet. Solide und uneinnehmbar, wie ich glaubte. Und Doktor K. stimmte mir zu: «Es ist an der Zeit, einen Auslassversuch zu starten.»

In meinem Sprachgebrauch hatte das Wort «Auslassversuch»

zuvor nicht existiert. Wie jeder normale Mensch gebrauchte ich Formulierungen wie «ich lass die Tabletten weg» oder «ich setze die Medikamente ab». Was lange Zeit so wirkte, als würden mir immer mehr Pillen verschrieben und vor allem jene, die eine lange, lange Liste an Nebenwirkungen hatten, war beim genaueren Hinsehen gar nicht so gewesen. Lyrica, das mir gegen die einschießenden, neuropathischen Schmerzen verschrieben worden war, hatten wir zwar lange Zeit erhöhen müssen, aber als die Symptome weniger wurden, reduzierten wir Schritt für Schritt die Dosis. Das dauerte unendlich lange und war auch recht mühsam. Über fast vier Monate hinweg nahm ich immer weniger, und ich spürte jede Umstellung sehr genau. Für ein paar Tage war mir dann nicht ganz wohl, ich fühlte mich schwindlig, müde, und nur langsam fand ich wieder zurück in den normalen Rhythmus. Gleichzeitig war ich allerdings sehr froh, denn ich spürte, dass Lyrica meinen Organismus belastet hatte, auch wenn ich nie genau sagen konnte, wie. Klassische, eindeutige Nebenwirkungen waren es nicht, aber es ließ von meiner Energie manchmal nur ein Rinnsal übrig.

Im Falle von Lyrica war es notwendig, es langsam auszuschleichen und nicht abrupt auf null zu gehen. Wären die Schmerzen wiedergekommen, hätte man den Prozess einfach umgekehrt. Doch es lief alles genau nach Schema, und schließlich waren aus zwei Medikamenten eins geworden. Schon darüber habe ich mich gefreut wie ein Kind vor einem riesigen Stapel Weihnachtsgeschenke. Doch musste ich mich selbst ermahnen, mit dem zufrieden zu sein, was schon erreicht war, und die immer wieder wie Unkraut nachwachsende Hoffnung, dass die Kopfschmerzen ganz geheilt werden können, aufzugeben.

Aber nun gab es jeden Grund zur Hoffnung. Ab sofort sollte es ganz ohne Tabletten gehen. Da ich immer nur die niedrigste Dosis Cymbalta genommen hatte, gab es keine Notwendigkeit, es auszuschleichen. Ich konnte die Kapsel am Morgen einfach weglassen.

Tag eins verlief ohne bemerkenswerte Veränderungen. Tag zwei bis fünf ebenfalls. Tag sechs gingen C. und ich schick essen, um zu feiern, dass die schwierigen Jahre hinter uns lagen. Nach zwei Wochen gab es eine kleine Feier auf der Arbeit, und ich nahm mir wie die anderen ein Glas Champagner, der erste Schluck Alkohol seit über drei Jahren. Auch nach 20 Tagen waren die Schmerzen nicht wiedergekommen.

Dann gab es ein leichtes Drücken im Kopf. Nicht weiter schlimm und kein Grund, eine Schmerztablette zu nehmen. Es musste nichts heißen, dass auch in den folgenden Tagen immer mal wieder ein beißender Schmerz kam. Ich nahm eine Katadolon, und es ging besser. Doch dann war es nicht mehr zu ignorieren. Die Kopfschmerzen waren wieder da, und sie waren heftig. Mir blieb nichts anderes übrig, als Doktor K. anzurufen. Auch seine Stimme verriet die Enttäuschung.

«Es scheint nicht zu funktionieren. Nehmen Sie wieder Cymbalta, und dann sehen wir uns in zwei Wochen und schauen weiter.»

Es war einen Versuch wert, sagt man. Ich wollte ihn unbedingt, ohne mir darüber klar zu sein, was wäre, wenn es nicht klappte. Bedauerlicherweise hatte er mehr Folgen, als ich mir hätte vorstellen können. Mit den Tabletten kam die Verzweiflung zurück. Die Traurigkeit, die in der ersten Zeit immer wieder in Wellen über mich kam, war eine alte Vertraute. Ich sehnte mich danach, wieder gesund zu sein, und das nicht hinzubekommen, führte auch zu Schuldgefühlen.

Das Ganze wurde dann noch verstärkt dadurch, dass es nicht besser wurde. Selbst nach zwei Wochen nicht. Es funktionierte nicht ohne und nicht mit. Ich hatte alles, was ich vor dem Auslassversuch erreicht hatte, verspielt. Und das nur, weil ich mich nicht zufriedengeben wollte, weil ich gesund sein wollte und nicht akzeptiert hatte, dass ich nun mal eine komplizierte, chronische Krankheit hatte.

Niedergeschlagen fuhr ich zu Doktor K. Weil es kurz vor Weihnachten war, brachte ich Kekse und Schokolade für das Praxisteam mit. Das hatte ich bisher nie gemacht, weil ich noch nie so regelmäßig zu einem Arzt gegangen war. Doch nach zweieinhalb Jahren fühlte ich mich irgendwie dazugehörig. Alle kannten mich, und ich wurde immer herzlich begrüßt. Das war nett, aber irgendwie für mich ein Zeichen, dass sich das Leben doch etwas anders entwickelt hatte als gewünscht.

Trotz Weihnachten war viel los. Auch damit hatte ich inzwischen Erfahrung. Quartalsende oder -anfang waren immer besonders geschäftige Zeiten.

Als ich nun das Behandlungszimmer betrat, fand ich trotz der Hektik einen entspannten Doktor K. vor. Mir sah er jedoch sofort meine Enttäuschung darüber an, dass der Auslassversuch gescheitert war.

«Ich hätte Ihnen besser zuhören sollen», sagte ich, «dann hätte ich gemerkt, dass Sie von *Versuch* gesprochen haben und nicht davon, dass ich jetzt wieder gesund bin.»

«Es war trotzdem richtig, es zu probieren. Nach ein bis anderthalb Jahren und bei dem wirklich guten Verlauf war es angeraten, dass man es ohne Tabletten versucht.»

«Nun funktioniert es aber auch nicht mehr mit Cymbalta.»

Doktor K. erwiderte, wir hätten noch Spielraum. Ich hatte nie die empfohlene Dosis Cymbalta genommen, sondern nur die Hälfte, die eigentlich gar nicht hätte helfen dürfen.

«Wir versuchen es jetzt mit 60 mg.»

Na, super, dachte ich. Was hatte ich nur getan?

«Schon okay, das dürfte nicht mehr Nebenwirkungen machen.

Jetzt schauen wir, wie es läuft, und Anfang des neuen Jahres kommen Sie noch mal rein.»

Die neuen Kapseln waren grün-blau und doppelt so groß. Logisch. Sie waren mein Weihnachtsgeschenk, und ich schluckte sie mit großem Widerwillen. Aber sie halfen. Nicht sofort, aber nach drei Wochen war es schon wesentlich besser. Doch in mir war die alte Unruhe, dass ich einen neuen Weg finden musste. Also begann wieder die panische Suche nach Alternativen.

Es hat noch mal ein Jahr gedauert, bis ich mich damit abfand, dass es ohne Tabletten nicht ging, und ich aufhörte, von einem Zustand ohne Schmerzen und ohne Tabletten zu träumen. Beides war anscheinend nicht zu haben.

Epilog: Vom Mitgefühl

René Leriche, ein französischer Arzt, wollte den Schmerz nicht einfach hinnehmen. Im Gegenteil, leidenschaftlich bestritt er, dass Schmerz zum Leben gehört. Täglich sah er Menschen, die litten, und konnte darin weder Göttliches noch Gutes erkennen. Fast nebenbei räumte er mit der Vorstellung auf, dass Schmerz ein sinnvolles Warnsystem darstellt. Zu häufig hatten bösartige Tumore, die er als Chirurg entfernte, ganz ohne Schmerzen ihren Weg durch die Organe gefunden. 1936 schrieb er:

«Für die Ärzte, die in Berührung mit dem Kranken leben, ist der Schmerz nur ein zufälliges, verdrießliches, beschwerliches, oft schwer zu unterdrückendes Symptom, das aber meist keinen großen Wert hat, weder für die Diagnostik noch für die Prognose. Die Zahl der Krankheiten, die er aufdeckt, ist sehr niedrig, und als ihr Begleiter dient er häufig nur dazu, uns zu täuschen. Dagegen scheint er bei einigen chronischen Zuständen die ganze Krankheit zu sein, ohne den diese nicht existieren würde. Trotz dieser harten Wirklichkeit sagen die Ärzte gerne, der Schmerz sei eine Abwehrreaktion, eine günstige Warnung, die uns vor den Gefahren der Krankheit auf der Hut sein lässt, dass er also nützlich, ich möchte sagen, notwendig sei. Sie würden beinahe behaupten, dass man ihn ersinnen müsste, wenn es ihn nicht gäbe. Ich denke darüber ganz anders ... Ich frage Sie, welcher Art die Warnung ist, die uns eine Trigeminusneuralgie gibt. ... Man muss den falschen Gedanken des ‹wohltätigen Schmerzes› aufgeben. Der Schmerz ist immer ein unheilvolles Geschenk, das den Menschen in seinem Wert vermindert, das ihn kranker macht, als er ohne ihn wäre.»

Er sprach damals schon von der «Schmerzkrankheit» als jenem Schmerz, der kein Symptom ist. Dabei scheint René Leriche ein bescheidener Arzt gewesen zu sein. Er war sich bewusst, dass er vieles noch nicht verstanden hatte und man vielleicht erst Jahrzehnte später der Natur des Schmerzes, seiner Pathologie, auf die Spur kommen würde.

René Leriches Worte treffen ziemlich genau, wie ich heute über Schmerz denke. Meine Kopfschmerzen waren und sind zu nichts zu gebrauchen. Als sie in mein Leben kamen, waren sie ohne übergeordneten Sinn oder schützende Funktion. Sehr viel später erst wurde mir dann auch klar, dass ihre Behandlung nicht nur eine Krankheit bekämpfte. Mit allem, was ich unternahm, schütze ich auch mein übriges Leben. Schaue ich zurück, schrumpfen die Kopfschmerzen. Sie werden erst wieder zu dem, was sie waren, wenn ich in meinen Kopfschmerzkalender schaue und mich in die Tage zoome, an denen sie mehr oder weniger zwölf Stunden da waren. Damals schaltete sich mit dem Wachsein auch der Kopfschmerz ein. Nicht immer gleich stark: Manchmal nur als ein leichtes Drücken, manchmal stechend scharf, ohne dass ich mich auch nur bewegt hatte. Wie ich das ausgehalten habe, dazu habe ich mir eine eigene Theorie gebastelt. Denn ich gab mich damals der Illusion hin, dass ich vielleicht genau an diesem, vor mir liegenden Tag weniger Schmerzen habe würde als am Tag zuvor. Mit diesem einfachen Mechanismus kam ich über den Tag und letztlich auch über die Jahre.

Ich habe aufgeschrieben, wie ich versuchte zu begreifen, dass Schmerz eine Krankheit ist. Ich habe vielerlei Erkenntnisse über Schmerz gewonnen. Ich kenne ihn nun gut, weiß, dass er nicht einfach nur ein Reiz ist, sondern sich komplex in unserem Gehirn zusammensetzt. Und doch habe ich nicht die leiseste Ahnung, was Schmerz für jemand anderen bedeutet.

Schon eher kann ich heute sagen, woran ich merke, dass ich bei einem Arzt in guten Händen bin. Vor allem anderen kommt die Kompetenz. Bei Doktor K. ist dies der Fall. Er ist Professor für Neurologie und hatte sich in Sachen Kopfschmerz zusätzlich qualifiziert. Neurologen können viele Fachgebiete haben: Alzheimer, multiple Sklerose oder andere Schmerzkrankheiten wie Fibromyalgie. Doktor K. hingegen interessiert sich wirklich für Kopfschmerzen. Und war darüber hinaus noch nett.

Nett allein reicht aber nicht, was entscheidend war: seine Verbindlichkeit. Damit hat er es geschafft, dass ich mich überhaupt auf die vielen Therapieansätze einlassen konnte. Denn schnell fühlt man sich damit überfordert und irgendwie allein. Er fand die richtige Balance, mir erdrückende Sorgen zu nehmen, Entscheidungen mit mir gemeinsam und wenn nötig auch mal allein zu treffen. Das strahlte Zugewandtheit und Sicherheit aus. Es klingt vielleicht paradox, aber er machte sich sehr viel Mühe damit, meiner Sehnsucht nach einer Auszeit nicht nachzugeben und hat mich deshalb nicht einen Tag wegen der Kopfschmerzen krankgeschrieben. Dieser Beharrlichkeit verdanke ich, dass ich ein weitgehend normales Leben führte und vermutlich deshalb heute auch habe. Wenn ich an Doktor K. denke, dann häufig daran, dass er mir *weiterleben* beigebracht hat. Das alles zusammen, würde ich sagen, macht einen sehr guten Arzt aus.

Das, was ich heute über meine Schmerzen erzähle, klingt einigermaßen einleuchtend. Als sie den Tag bestimmt haben, war da häufig Chaos. Deshalb mag ich nicht, wenn jemand mir sagt, dass es eine mutmachende Geschichte ist, eine Art Heldengeschichte, wo ein Feind besiegt wurde. Oberflächlich mag es so ausschauen, dass mir letztlich die Prophylaxe mit einem Antidepressivum am meisten geholfen hat. Ich bezweifle das. Der Kontext war entscheidend. Dass ich mich auf Doktor K. verlassen konnte, er mir zeigte, dass weitere Maßnahmen wie Sport und Entspannung guttun würden, schuf die Voraussetzungen dafür, dass die Tabletten wirkten. Ich nahm die Tabletten, als ich mich – bis auf den Kopf – körperlich fit fühlte, die Verzweiflung nicht in alle Ritzen gekrochen war. Selbst wenn das Medikament nicht funktioniert hätte, ich bin mir sicher, Doktor K. hätte sich etwas anderes einfallen lassen. Da mir aber Cymbalta half, waren auch alle anderen Dinge wieder möglich: Freunde, Ausgehen, Sport, Arbeit.

Am Ende ist schwer zu sagen, was zuerst war: Ei oder Henne. Da bei einem sehr großen Teil der Schmerzpatienten Antidepressiva positive Effekte haben, kann man sicher von einer hinreichenden Bedingung sprechen. Das heißt für mich: Selbst wenn man sich entscheidet, andere Therapien und Wege auszuprobieren, deren Erfolg wird stark davon abhängen, ob man einen einigermaßen erträglichen Schmerzzustand erreicht hat. Mit Schmerz auf Alarmstufe Rot wird vermutlich alles andere erst einmal scheitern müssen.

Die Kopfschmerzen waren für mich keine Episode, sie sind ein Riss. «There's a crack in everything. That's how the light gets in», singt Leonard Cohen. Krankheiten sind ein Knacks. Sie sind die fadenscheinigen Stellen, an denen der Stoff reißt; das undichte Siphon, wo das Wasser austritt. Es ist ein Trost, wenn sie auch der Bruch sind, damit Licht hineinkommt. Und genau an diesem Punkt würde ich jetzt gern Schluss machen. Die Kopfschmerzen waren ein Bruch, der auch Licht in mein Leben gebracht hat. Zum Beispiel weiß ich heute besser, was Mitgefühl ist.

Mitgefühl ist ein bescheidenes Gefühl, verfügt nicht über eine Palette von Ausdrucksmöglichkeiten wie Zorn oder Wut, wo man die Arme wild in die Luft werfen kann und die Stimme hebt. Jeder hat schon mal erlebt, wie hilflos man sich vorkommt, weil man sein Mitgefühl nicht ausdrücken kann. Der leichteste Ausweg ist, Mitgefühl in Ratschläge zu übersetzen, wobei es sich nicht selten um eine Art Widerhall der eigenen Erfahrung handelt. Nicht selten nervt Mitgefühl dann, aber es ist immer noch besser, als wenn versucht wird, der Krankheit einen irgendwie gearteten Zweck anzudichten. Für die Mitmenschen mag es beruhigend sein, dass eine Krankheit jemanden Demut lehrt oder in die Lage versetzt, sich an den kleinen Dingen des Lebens zu erfreuen. Als Kranke kann ich auf diese Art von Lektion verzichten. Ich halte mich an Susan Sontag, die in ihrer Untersuchung zu Tuberkulose und Krebs zeigte, dass Krankheit eben «keine Metapher ist und dass die ehrlichste Weise, sich mit ihr auseinanderzusetzen – und die gesündeste, krank zu sein –, darin besteht, sich vom metaphorischen Denken so weit wie möglich zu lösen».

Beim Kopfschmerz oder beim Schmerz allgemein hat man es mit dem krassen Gegenteil zu tun. Metaphern und Sinn, wohin man schaut. Gerade weil Schmerz unsichtbar ist, sich darüber nicht gut reden lässt, er als etwas ganz Persönliches und Subjektives angesehen wird, man sich besser ein aus dem Rhythmus geratenes Herz oder eine von einem Tumor zerfressene Lunge vorstellen kann, bleibt Schmerz als Krankheit den meisten unheimlich. Je unheimlicher die Krankheit, desto mehr Metaphern. Denn krank sein heißt, dass wir an einen anderen Ort in dieser Welt umgezogen sind. Er befindet sich abgetrennt von unserem restlichen Leben, und wir wissen häufig nicht, wie lange wir dort verweilen werden oder (gegen unseren Willen) festgehalten werden oder überhaupt wieder zurückdürfen. Diesen Trennungsschmerz kann ich spüren, weshalb ich Menschen besuche, wenn sie krank sind.

Was Mitgefühl jedoch sein kann, zeigte mir N.

N. war jemand, der immer da war. Sie blieb einfach meine Freundin und machte mit mir Freundinnen-Sachen. Weil sie von Medizin nichts verstand, aber dafür viel von gutem Essen und schöner Kleidung, konzentrierte sie sich ganz auf diese Dinge. Manchmal holte sie mich einfach ab und brachte mich zu ihr nach Hause. Wir saßen auf dem Sofa, sie legte mir ihre schönste Wolldecke über die Beine und machte mir einen Earl-Grey-Tee mit kleinen Vanilleblüten. So saßen wir da viele, viele Stunden. Zu reden gab es kaum etwas. Hin und wieder stand sie auf, ging in die Küche und kam mit Käse und Brot zurück oder einem Stück Obst. Mehr hat es an diesen Tagen nicht gebraucht.

Als ich wieder einigermaßen bei Kräften war, meinte N., dass in meinem Zustand besonders wärmende Kleidung wichtig sei. Wir trafen uns direkt im Laden. Als sie hereinkam, traute ich meinen Augen nicht. Sie trug pinkfarbene Gummistiefel und eine riesige Handtasche in der dazu passenden Farbe. Das war ein Statement, und genau so war es auch gemeint. «Wir brauchen hier mal etwas Strahlendes. Und Pink ist doch ein gutes Motto für den Nachmittag.»

«Das ist nicht dein Ernst.»

«Aber so was von. Wir müssen uns ja nicht nur auf eine Farbe beschränken.»

Am Ende hatte ich mehrere Tüten gefüllt mit zwei warmen Strickjacken, einem Cashmere-Pullover (doppelfädig, wie N. mit dem Verkäufer ausführlich erörtert hatte), Mütze und Schal. Alles in Dunkelblau oder Grau. Mehr Widerstand konnte ich nicht leisten, schließlich tat mir während dieser Tour ununterbrochen der Kopf weh. Doch dieser Nachmittag war so normal gewesen wie schon lange kein Tag mehr.

Dank

Ohne sie wäre es nicht gegangen:

Doktor K., der vermutlich behauptet, er habe nur seine Arbeit gemacht, doch mir damit geholfen hat, das Leben zu leben, das ich leben möchte.

Frau S., die mir zeigte, dass Warmherzigkeit, Zugewandtheit und professionelle Distanz kein Widerspruch sind, und mir half, meinen Schmerz loszulassen.

Professor M., der nicht nur dahergesagt hat, dass ich mich jederzeit melden kann und dessen beruhigende Stimme fast so magisch ist wie sein Geschick und Können als Neuroradiologe.

A., weltbeste Yoga-Lehrerin, die mir in ihrer bescheiden-bestimmenden Art letztlich zeigte, was es bedeutet, Krankheit zu akzeptieren.

Ohne sie wäre es schwer gewesen:
Klaus Bittner, Christof Blome, Prof. Hans-Christoph Diener, Petra Eisenbeiss, Uli Fuchs, Daniel Graf, Karin Graf, Petra Höfer, Tom Holert, Claudia Honecker, Monika Jonischkat, meine Kollegen bei Kiepenheuer & Witsch, Margret Klaproth, Holger Klaproth, Franka Klaproth, Theo Klaproth, Michael Kerkmann, Gila Lustiger, Helge Malchow, Dorit Mielke, Hans Nieswandt, PhantomGhost, Alexandra Pringle, Marcel Reif, Freddie Röckenhaus, Peter Scharf, Regina Schilling, Josef und Hedwig Schmitz, Joachim Schmitz, Michael Schmitz, Zeruya Shalev, Monika Sprüth, Mark Terkessidis, Kurt Thielen, Sabine Volz.

Ohne sie bleiben wir zurück: Nanni Linden.

Ohne ihn hätte es dieses Buch nicht gegeben: Christoph Biermann.

Bücher und Adressen, die helfen:

Harro Albrecht, *Schmerz*. Eine Befreiungsgeschichte, München 2015.

Joanna Bourke, *The Story of Pain*. From Prayer to Painkillers, London 2014.

Hans-Christoph Diener (Hg.), *Kopfschmerzen*, Stuttgart 2003.

Gehirn & Geist Dossier, *Schmerz*, Nr. 3/2013.

Hartmut Göbel, *Erfolgreich gegen Kopfschmerzen und Migräne*, Berlin–Heidelberg 2014.

Daniel Kahneman, *Schnelles Denken, langsames Denken*, München 2012.

Ronald Melzack, Patrick D. Wall, *The Challenge of Pain*, London 1996.

Oliver Sacks, *Migräne*, Reinbek 1996.

Elaine Scarry, *Der Körper im Schmerz*. Die Chiffren der Verletzlichkeit und die Erfindung der Kultur, Frankfurt a. M. 1992.

Blake H. Tearnan, *10 Simple Solutions to Chronic Pain.* How to Stop Pain from Controlling your Life, Oakland 2007.

Melanie Thernstrom, *The Pain Chronicles: Cures, Myths, Mysteries, Prayers, Diaries, Brain Scans, Healing, and the Science of Suffering*, New York 2011.

Sytze van der Zee, *Schmerz.* Eine Biographie, München 2013.

Deutsche Gesellschaft für das Studium des Schmerzes: **www.dgss.org**

Deutsche Migräne- und Kopfschmerzgesellschaft: **www.dmkg.de**

International Association for the Study of Pain: **www.iasp-pain.org**

International Headache Society: **www.ihs-headache.org**

Schmerzklinik Kiel: **www.schmerzklinik.de**

Westdeutsches Kopfschmerzzentrum: **westdeutsches-kopfschmerzzentrum.de**

FSC
www.fsc.org
MIX
Papier aus verantwortungsvollen Quellen
FSC® C083411

Das für dieses Buch verwendete Papier ist FSC®-zertifiziert.